# 麻醉学发展与创新

刘克勤 著

北方联合出版传媒（集团）股份有限公司
辽宁科学技术出版社

**图书在版编目（CIP）数据**

麻醉学发展与创新 / 刘克勤著. —沈阳：辽宁科学技术出版社，2024.3

ISBN 978-7-5591-3503-2

Ⅰ. ①麻…　Ⅱ. ①刘…　Ⅲ. ①麻醉学　Ⅳ. ①R614

中国国家版本馆CIP数据核字（2024）第060029号

---

出版发行：辽宁科学技术出版社

（地址：沈阳市和平区十一纬路25号　邮编：110003）

印 刷 者：辽宁新华印务有限公司

幅面尺寸：185 mm × 260 mm

印　　张：10.5

字　　数：210 千字

出版时间：2024 年 3 月 第 1 版

印刷时间：2024 年 3 月 第 1 次印刷

责任编辑：张诗丁

封面设计：吕晓林

责任校对：卢山秀　刘　庶

---

书　　号：ISBN 978-7-5591-3503-2

定　　价：98.00元

# 前　言

21 世纪是伟大的生命科学时代，医学领域的各个方面迅速发展，突出表现在微创外科、无痛医学、医学遗传工程学及器官移植医学等方面，已造福于全人类。这些成就的取得，很多都与麻醉学有关联。近几年，麻醉学作为一个年轻的学科发展迅速，其新理论、新技术、新药物、新设备层出不穷，业务范围不断拓展。

本书首先对麻醉学作了概述，其次讲述了现代临床麻醉范畴，接着介绍了全身麻醉进展、局部麻醉进展及专科麻醉进展，最后研究了麻醉学的发展创新。本书可供相关麻醉医学领域的专业人员学习、参考。

本书在编写过程中借鉴了一些专家学者的研究成果和资料，在此特向他们表示感谢。由于编写时间仓促，编写水平有限，不足之处在所难免，恳请专家和广大读者提出宝贵意见，予以批评指正，以便改进。

# 目　录

# 第一章　麻醉学概述

## 第一节　麻醉学的发展简史

### 一、麻醉学发展史

#### （一）古代麻醉学的发展

麻醉原意是指感觉或知觉丧失，其后则指可使患者在接受手术或有创操作时不感到疼痛和不适的状态。一般认为，麻醉是由药物或其他方法产生的一种中枢神经系统和（或）外周神经系统的可逆性功能抑制，这种抑制的特点主要是感觉特别是痛觉的丧失。

有关麻醉、镇痛和急救复苏方法自古就有记载。早在春秋战国时期（公元前475—221），名医扁鹊曾以“毒酒”作麻药为患者“剖胃探心”。古典医书《黄帝内经》已系统论述针灸及其理论，并记载了针刺治疗头痛、牙痛、耳痛、腰痛、关节痛和胃痛等症。2世纪，据《列子》记载，汉名医华佗，以酒服“麻沸散”“刳破腹背”，为患者施行手术。1337年（元朝），《后汉书》《世医得效方》记载了当时骨折、脱臼的整复方法及所用的麻药。在复苏急救方面，东汉张仲景《金匮要略方论》载有对自溢者的抢救方法：“……一人以手按据胸上，数动之；一人摩摇臂腔，屈伸之，若已，但渐渐强屈之，并按其腹。”说明早在2—3世纪，中国已施行心肺复苏术。

古埃及人将罂粟（吗啡）与莨菪（莨菪碱或东莨菪碱）合用作为麻醉药，此与现今仍作为麻醉前用药的配方极为相似。古代印度、巴比伦及欧洲等地也曾采用曼陀罗、阿片酒进行麻醉实施手术；也有用神经干压迫或放血至昏迷施行手术，均因风险极大而难以推广。以上为麻醉学发展的起始阶段。

#### （二）近现代麻醉学的发展

1846年，牙医 MortonWT 在哈佛大学教学医院麻省总医院给患者施行乙醚麻醉成功地切除下颌部肿瘤，次日报载“乙醚示范”的消息，立即轰动世界，可视为近代麻醉学的开端。1853 年，英国产科医生 SimponJY 首次成功地使用氯仿于分娩镇痛。以后相继出现氯乙烷、乙烯醚、三氯乙烯、环丙烷等吸入麻醉药，均因毒性太大或易发生爆炸而渐被淘汰。氧化亚氮虽在 1844 年较乙醚还早用于全麻拔牙，但因 Wells 医生不了解 NO 麻醉效能差，以至 1845 年在麻省总医院表演失败，对气体麻醉的发展起到显著的阻碍作用。直到 1868 年，Andrew 医生发表了 $N_2O+O_2$ 的麻醉方法，才又引起人们的重视。特别在现代复合麻醉中，$N_2O$ 因能强化其他吸入麻醉药并降低其不良反应而继续发挥优势。

现代麻醉、电子检测仪及电气手术用具均要求禁用易燃、易爆麻醉药。1956 年，含有卤素的非燃烧、非爆炸的新的强效吸入麻醉药氟烷开始用于临床麻醉，使统治了 110 年之久的乙醚吸入麻醉遇到挑战。但氟烷对肝脏的毒性及并用肾上腺素易导致心律失常，于是产生了新的更理想的卤素类吸入麻醉药。1959 年，甲氧氟烷问世，性能介于乙醚与氟烷之间，但因对肾脏的毒性，临床上也未推广。1972 年，恩氟烷问世，避免了并用肾上腺素导致的心律失常及对脏器的损害，从而得以广泛应用，但发现其在深麻醉特别是存在低碳酸血症时脑电图易出现痉挛性棘波和运动性发作，甚至惊愕。1981 年，恩氟烷的同分异构体异氟烷问世，具有恩氟烷的特性，而对中枢神经系统不引起痉挛性脑电波，也不影响颅内压，更符合理想的吸入麻醉药。近年来，新的卤素类吸入麻醉药地氟烷和七氟烷问世，血气分配系数更接近于 $N_2O$，诱导和苏醒迅速，麻醉深浅更易控制，使吸入麻更达理想境地。两药兼有异氟烷和 NO 的优点，而且七氟烷对呼吸道无刺激性，可用于吸入麻醉诱导，更适于小儿麻醉。地氟烷在体内代谢率仅为 0.02%，对肾几乎无影响。近十几年来，着力研究的氙系气体麻醉药，因价格昂贵尚未在临床上广泛使用。

静脉麻醉药直接入血作用于中枢神经，从理论上应优于吸入麻醉。然而，真正起到理想麻醉效应的静脉麻醉尚难找到。19 世纪下半叶，人们尝试过水合氯醛氯仿、乙醚、吗啡和东莨菪碱等做静脉麻醉。随后出现了苯二氮䓬类药，如地西泮、劳拉西泮、咪达唑仑。咪达唑仑可供口服、肌内注射、静脉注射，其作用时间短、使用范围广，可用于术前用药、麻醉辅助用药、全麻诱导、ICU 镇静或复合麻醉的组成成分。其他一些静脉麻醉药，如羟丁酸钠、氯胺酮、依托咪酯、丙泊酚等均不同程度地在临床上得到应用。丙泊酚由于药物的半衰期和静脉持续输注半衰期短，诱导和苏醒迅速，还有抗恶心、呕吐的作用，因此广泛应用于临床，特别适用于非住院患者手术麻醉及短时间镇静催眠。

镇痛是全身麻醉的重要组成部分。一些新的阿片类药物广泛应用于临床。吗啡早在 1803 年从阿片中分离出来，是临床上常用的麻醉性镇痛药，主要用于术前用药、术后镇痛和癌症晚期疼痛的治疗，较少用于全身麻醉。除多年来一直使用的芬太尼外，现在临床使用的还有舒芬太尼、阿芬太尼等，前者麻醉效能强，后者作用时间短，可控性较好。20 世纪 90 年代中期，瑞芬太尼合成，选择性作用于阿片 μ 受体，经血浆的非特异性酯酶代谢，起效快，作用时效短，临床应用日益广泛。芬太尼贴剂于 1991 年应用于临床，具有使用方便、镇痛效果强等特点。曲马多是非阿片类镇痛药，于 80 年代应用于临床。该药具有对呼吸影响小、成瘾性低等特点，适用于中度至重度疼痛的患者。左旋氯胺酮于 90 年代中期上市，作用强度比常用的氯胺酮大 2～3 倍，对呼吸抑制轻。

肌肉松弛药虽不起麻醉作用，但直接阻滞神经肌接头导致肌肉松弛，显著地改善了全麻效应。1935 年，King 从植物中分离出箭毒；1942 年，筒箭毒首先用于临床，迅速为麻醉及外科工作者所接受，之后相继推出琥珀胆碱、加拉碘铵、溴己氨胆碱（氨酰胆碱）、阿库氯铵，特别是琥珀胆碱长时间作为气管插管的首选肌松药。当前肌松药已成为麻醉医师不可缺少的药物之一。近年来，不断推出许多新的甾类肌松药如泮库溴铵、维库溴铵、哌库溴铵和罗库溴铵及新的异喹啉类肌松药如阿曲库铵、苯磺顺阿曲库铵、美维库铵和杜什库铵。阿曲库铵的代谢和排泄不依赖于肝、肾功能，主要通过非酶性化学分解，称为 Hofmann 消除，只有少量（小于 10%）通过非特异性酶水解。苯磺顺阿曲库铵对心血管影响更小或释放组胺甚微，更接近理想的肌松药。

### （三）局部麻醉的发展

广义的局部麻醉也称部位麻醉，其发展较全身麻醉约晚了半个世纪。1884 年，Koller 在眼科手术中成功地应用了可卡因实施表面麻醉。同年，WilliamH 用可卡因做皮内浸润和神经阻滞。1885 年，Corning 首先在犬身上施行硬膜外阻。1898 年，Bier 首次将可卡因注入患者的蛛网膜下隙并称为腰椎麻醉。1905 年，Einhorn 合成酯类局麻药普鲁卡因，由于其毒性小，效能确切，得以迅速推广并用于局部浸润麻醉及区域麻醉。1920 年，PagesF 描述了腰部硬膜外麻醉。1943 年，Lofgren 合成了胺类局麻药利多卡因，因其渗透性强，更使神经干阻滞及硬膜外麻醉的阻滞效应显著提高，至今仍为国内外普遍应用的局麻药之一。同时又相继合成辛可卡因（地布卡因）(1930)、丁卡因（1932)、氯普鲁卡因（1955)、甲哌卡因（1957)、丙胺卡因（1960)、布比卡因（1963）等不同时效及特性的局麻药，为局部麻醉及镇痛治疗提供了更有力的武器。此外，罗哌卡因、左旋布比卡因药效学与布比卡因类似，但中枢神经系统毒性和心脏毒性较低，安全性更高。

### （四）复合麻醉的发展

全麻的实施已经不只是要求意识消失及镇痛，还要求肌肉松弛及抑制有害的神经反射，称为全麻 4 要素，应用单一的麻醉药或麻醉方法常不能满足全身麻醉的要求，所以很早就提出所谓的“平衡麻醉”，即复合各种麻醉方法或麻醉药彼此配合，取长补短，以满足全麻4要素，维持机体生理状态。特别在1942年筒箭毒碱问世后，使复合麻醉更完善。现已有吸入复合麻醉、静吸复合麻醉、全凭静脉复合麻醉等。1951年，Laborit及Huguenard提出用神经安定阻滞剂配合物理降温以降低机体代谢及应激反应，称为“人工冬眠”。由于氯丙嗪作用机制复杂，后改用氟哌利多芬太尼合剂进行神经安定镇痛麻醉，实际也是一种复合麻醉。1950年，Bigelow及Swan等用体表降温阻断循环完成心内直视手术，继而又并用体外循环降温满足复杂的、需长时间阻断主动脉的心内手术。这不但要求麻醉医师使麻醉平稳，还要利用人工心肺机维持机体循环生理，掌握人工心肺机维持机体呼吸生理，有时还需在麻醉中进行控制性降压，以有利于手术的操作及减少失血，大大丰富了麻醉的内容。

### （五）麻醉及监测设备的发展史

19世纪末20世纪初是麻醉学在很多方面寻求安全性的时期，综合的麻醉监测方法增加了患者的安全性。1902年，Ushing首先提出在麻醉记录单上记录血压。1903年，EinthovenW应用线电流计首次在临床上描记心电图。脉搏氧饱和度监测在第二次世界大战期间首次应用于临床。曾有人评价说：“与以往麻醉、复苏、重症监护过程中保护患者安全的监测手段相比，脉搏氧饱和度仪是一种最先进、最重要的技术。”1929年，ForssmanW介绍了在人体行中心静脉置管及右心房插管的方法。1954年，发明了能利用近红外吸收技术实时测量呼气时二氧化碳浓度的二氧化碳浓度监测仪。这些监测手段大大减少了手术意外的发生，使得重症患者能够安全地度过围手术期。自动化监测仪器的应用使得麻醉医生在手术过程中将更多的精力用于发现和处理患者的病情，提高了麻醉质量。

气管插管器具和技术的发展是麻醉发展史的另一项重大进步。它最早是用于对溺水者进行复苏而不是用于麻醉。SnowJ等曾通过气管切开的方法对患者进行麻醉。第一个进行选择性经口气管插管的是苏格兰外科医生MacewenW。肌松药应用之前，气管插管是对麻醉医师一项严峻的挑战，因为早期的喉镜笨拙易损伤牙齿且暴露声门不充分，经常使气管插管失败。得克萨斯州圣安东尼奥市的MillerR和牛津大学的MacintoshR先后两年内分别发明了经典的直、弯型喉镜片，流传至今。1981年，Brain第一次认识到喉罩的原理，于1983年提出这一气道管理的构想，亲自制造喉罩并将其不断改进。

麻醉机的应用增加了麻醉的安全性，能够确保临床医师将正确的混合气体输送给患者。19世纪末，美国和欧洲制造出可移动立式麻醉机。3位美国牙医发明了第一代应用氧化亚氮和氧气高压钢瓶的麻醉机。20世纪初，伦敦麻醉医师制造出第一代Boyle麻醉机。Cyprane公司制造的Fluotec挥发器是最早在手术室内应用的Tec系列专用挥发器，现在所有大制造商生产的挥发器均与此相似。机械呼吸机现在是麻醉机必不可少的组成部分，1907 年，第一台间歇正压呼吸器 Drager Pulmonary 问世。

### （六）疼痛理论的发展史

古代，疼痛被认为是一种情感反应，而不是一种感觉。人们认为宗教特权人士具有控制疼痛的能力，他们通过咒语及祷告来解除疼痛。18—19 世纪，人们对疼痛机制的认识有了显著进步。HallerAV 观察到，机体的某些组织有一定的特性，称为感觉。1752 年，Haller 提出只有那些有神经分布的身体部位才有感觉，而易兴奋是肌纤维的特性。19 世纪末，人们认识到急性疼痛是一种精确的感觉而且可以被局部麻醉阻滞，同时发现疼痛是独立的感觉，在相互绝缘的神经纤维上传导。1965 年，Melzack 和 Wall 提出疼痛门控学说，他们认为伤害性感受的传入纤维进入脊髓，在脊髓背角形成突触，在该处传入刺激向腹角传导之前被“闸门”所调控。1974 年，首次发现了内源性阿片类物质，后来人们发现内源性阿片物质分布于疼痛传导通路的各个部位，一些控制疼痛的方法如针灸、生物反馈疗法等正是试图通过激活这些内源性系统来减轻疼痛的。当前的观点认为，围手术期的疼痛会阻碍机体的恢复，对于疼痛采取积极的治疗方法，有利于机体功能的迅速恢复。

## 二、麻醉的分类

麻醉的分类多按麻醉方法进行分类，随着麻醉学的进展，人们又根据不同手术患者病理生理特点进行亚麻醉学科分类。

### （一）麻醉方法分类

1. 全身麻醉

麻醉药通过吸入、静脉进入体内，抑制中枢神经系统使神志消失，统称全身麻醉，简称全麻。具体可分为以下几种：

（1）吸入麻醉：应用气体或挥发性麻醉药吸入肺内达到全身麻醉。

（2）静脉麻醉：应用静脉麻醉药静脉注射达到全身麻醉。

（3）肌肉麻醉：药物经肌内注射后被机体吸收达到神经系统发挥麻醉效应。

（4）直肠麻醉：药物经直肠灌注而发挥麻醉效应。

（5）基础麻醉：患者在入手术室前先行肌内注射或肛内注入适量麻醉药使意识消失，有利于入室后诱导平稳，多用于小儿。

2. 局部麻醉

使用局麻药阻滞脊神经、神经丛或神经末梢，产生神经支配区域的麻醉而不影响患者意识状态。具体可分为以下几种：

（1）脊椎及硬膜外阻滞：①蛛网膜下隙阻滞麻醉。②硬膜外阻滞麻醉（含骶管阻滞）。

（2）神经丛阻滞：如颈丛、臂丛神经阻滞。

（3）神经干阻滞：如肋间神经、坐骨神经阻滞等。

（4）区域神经阻滞及局部浸润麻醉。

（5）表面麻醉：黏膜下末梢神经阻滞。

（6）局部静脉：肢体阻断循环后局部静脉注入局麻药。

3. 复合麻醉

（1）吸入复合麻醉。

（2）静吸复合麻醉。

（3）全凭静脉复合麻醉。

（4）局麻－全麻复合麻醉。

（5）低温麻醉及神经安定镇痛麻醉。

### （二）亚麻醉学科分类

亚麻醉学科分类也是麻醉学各论，在国内外教学医院或大的医疗中心按各专科手术的特性进行此分类，通常分为小儿麻醉、产科麻醉、心血管麻醉、胸科麻醉、颅脑外科麻醉及口腔颌面外科麻醉等。专科麻醉有利于提高麻醉质量及效率。

## 第二节　麻醉科的结构与内涵

麻醉学属临床医学二级学科。麻醉科是医院的一级临床科室，麻醉科主任在院长领导下工作。凡以临床麻醉、重症监测治疗（ICU）和疼痛诊疗等为主要工作内容的麻醉科也可更名为麻醉与重症医学科。

麻醉科的工作任务包括临床医疗、教学与科研等方面。一个符合二级学科内涵的麻醉科应由麻醉科门诊、临床麻醉、RR 及 ICU、疼痛诊疗和实验室等部门组成。麻醉科的建设虽应根据医院规模及其所承担的工作任务不同而有所区别，但各级医院均应努力按二级学科的内涵加以健全与提高。

### 一、麻醉科门诊

随着医院管理工作的进步，特别是为保证质量、提高效率和减轻患者负担，麻醉科门诊将成为医院门诊工作的重要组成部分。麻醉科门诊的主要工作内容如下：

(1) 麻醉前检查与准备。为缩短患者的住院周期，保证麻醉前充分准备，凡拟接受择期手术的患者，在手术医师进行术前检查与准备的基础上，入院前应由麻醉科医师在麻醉科门诊按要求做进一步的检查与准备。其优点是：①患者入院后即可安排手术，甚至在当日即可安排手术，可显著缩短住院日期，提高床位周转率。②可避免因麻醉前检查不全面而延迟手术，造成患者不必要的精神痛苦与经济损失。③杜绝手术医师与麻醉医师因对术前准备项目意见或观点不一致而发生争执。④患者入院前麻醉科已能了解到病情及麻醉处理的难度，便于恰当地安排麻醉工作。麻醉前检查与准备工作目前均在病房进行，随着医院现代化进程的加速，有条件的医院应逐步将这一工作转移到门诊。

(2) 麻醉后随访或并发症的诊断与治疗，特别是麻醉后并发症由麻醉科医师亲自诊治是十分必要的。目前的情况是：一方面某些并发症（如腰麻后头痛）辗转于神经内、外科或其他科室诊治而疗效不理想；而另一方面麻醉科医师却无机会对这些患者进行诊疗，随着麻醉科门诊的建立，这些情况将不再发生。

(3) 麻醉前会诊或咨询。

(4) 疼痛诊疗可单独开设疼痛诊疗门诊或多学科疼痛诊疗中心，并可建立相应的病房。

(5) 呼吸治疗、药物依赖戒断（戒毒）等。凡利用麻醉学的理论与技术（包括氧疗及各种慢性肺部疾患患者的辅助呼吸治疗）进行的各种治疗也可称麻醉治疗学，麻醉治疗学是麻醉科的重要内容之一。

## 二、临床麻醉

临床麻醉的工作场所主要在手术室内，目前已拓展到手术室外，如导管室、介入治疗室及各种内镜检查等。在规模较大、条件较好的麻醉科，应建立临床麻醉的分支学科（或称亚科），如心血管外科、胸外科、脑外科、产科和小儿外科麻醉等，以培养专门人才，提高专科麻醉的医疗质量。

### （一）临床麻醉的主要工作内容

(1) 对患者进行术前检查、病情评估与准备。

(2) 为手术顺利进行提供基本条件，包括安定、无痛、无不愉快记忆、肌松并合理控制应激反应等。

(3) 提供完成手术所必需的特殊条件，如气管、支气管内插管，控制性降压，低温，人工通气及体外循环等。

(4) 对手术患者的生命机能进行全面、连续、定量的监测，并调节与控制在正常或预期的范围内，以维护患者的生命安全。应当指出，对患者生命机能进行监测与调控已是临床麻醉的重要内容。因此，麻醉科不仅必须配备有完备与先进的仪器与设备，更要不断提高麻醉科医师的知识、素质与能力，只有这样才能进行及时准确的判断与治疗。

(5) 开展术后镇痛工作，预防并早期诊治各种并发症，以利于术后顺利康复。

(6) 积极创造条件，开展“手术室外麻醉”和“非住院患者的麻醉”以方便患者节约医疗资源，但要有准备地实施，实施前必须建立相应的规范与制度，以确保患者安全。

### （二）临床麻醉常用方法

临床麻醉的方法（技术）及其使用的药物虽然众多，根据麻醉药作用于神经系统的不同部位，概括起来可分为全身麻醉和局部（区域）麻醉两大类，临床麻醉方法分类见表 1-1。

**表 1-1　麻醉药作用于不同神经部位与麻醉方法分类**

| 分类 | 麻醉方法 | 麻醉药给药方式 | 麻醉药作用的部位 |
| --- | --- | --- | --- |
| 全身麻醉 | 吸入全麻 | 吸入、静脉注射 | 中枢神经系统 |
| | 静脉全麻 | 肌内注射 | |
| | | 直肠灌注 | |
| | 蛛网膜下隙阻滞 | 局麻药注入蛛网膜下隙 | 蛛网膜下脊神经 |
| | 硬膜外阻滞 | 局麻药注入硬膜外隙 | 硬膜外脊神经 |
| 局部（区域）麻醉 | 神经干（丛）阻滞 | 局麻药注入神经干（丛） | 神经干（丛） |
| | 局部浸润麻醉 | 局麻药局部浸润 | 皮肤、黏膜神经末梢 |

局部浸润麻醉是指沿手术切口线分层注射局麻药，阻滞组织中的神经末梢。目前已较少使用单一的药物或单一的方法进行麻醉，临床上使用较多的是复合麻醉或称平衡麻醉和联合麻醉，复合麻醉是指同时使用两种或两种以上麻醉药及（或）辅助药物以达到麻醉的基本要求，可以减少单个药物的用量及不良反应。联合麻醉是指同时使用两种或两种以上方法以达到麻醉的基本要求，以能取长补短综合发挥各种方法的优越性。如使用镇静、麻醉镇痛与肌松药进行静脉复合全麻，又如全身麻醉与硬膜外阻滞麻醉联合应用等。

## 三、麻醉恢复室（RR）

RR 是手术结束后继续观察病情，预防和处理麻醉后近期并发症，保障患者安全，提高医疗质量的重要场所。RR 应配备有专门的护士与医师管理患者，待患者清醒、生命体征稳定后即可送回病房。若患者病情不稳定，如呼吸、循环功能障碍者应及时送入 ICU。RR 可缩短患者在手术室停留时间、利于接台手术以提高手术台利用率，也有益于病房管理。

### 四、ICU

凡由麻醉科主管的 ICU 也可称麻醉科 ICU（AICU），AICU 主要针对手术后患者，是围术期危重病诊治、保障重大手术安全、提高医疗质量的重要环节，是现代高水平、高效益医院的必然产物。ICU 的特点：①配备有先进的设备以能对患者生命机能进行全面、连续和定量的监测。②具备早期诊断及先进的治疗设备与技术。③采用现代化管理，因而具有高工作效率和抢救成功率。④拥有一支训练有素的医疗护理队伍。

进入 ICU 的患者由麻醉科医师和手术医师共同负责，麻醉科医师的主要任务是：对患者进行全面、连续、定量的监测；维护患者的体液内稳态；支持循环、呼吸等功能的稳定；防治感染；早期诊治各种并发症及营养支持等。手术医师则侧重于原发病和专科处理。待患者重要脏器功能基本稳定后即可送回原病室。

### 五、疼痛诊疗

疼痛诊疗是麻醉科工作的重要组成部分，工作内容主要包括术后止痛及急、慢性疼痛的诊断与治疗。应当强调疼痛诊疗的多学科性和临床诊断的重要性。因此，从事疼痛诊疗的医师必须有扎实的临床功底，必须具有麻醉科主治医师的资格再经规范化住院医师专业培训后才能准入。

## 第三节　麻醉学的进展

### 一、全麻机制蛋白学说的研究进展概况

麻醉学的进展不仅是指新理论和新技术的出现，还有一个对既往的理论和观点再认识、再提高的问题。“全身麻醉是怎样产生的？”这是一个长期以来一直令我们困惑的谜团。自 1845 年 Morton 首次公开演示乙醚全身麻醉至今，现代麻醉学已走过了 150 余年的发展历程，期间随着各种新型全麻药物的研制开发和全麻技术的不断改进，

全身麻醉的实施在今日已非难事。但事实上，即使是目前最新的全麻药物，其毒性作用和应用风险仍然是相当的高，按照治疗指数（50% 致死剂量与 50% 有效剂量的比值）进行比较，常规药物的治疗指数均超过数百或数千，而全麻药物的治疗指数一般为 3 ~ 4，可见全麻药物的应用本身就具有极高的风险。当前全身麻醉的安全实施在很大程度上可以说只是得益于训练有素的麻醉工作者和日益发展的先进监测技术。因此，无论全麻药物，还是全麻技术均有待于进一步的提高和改进。但限于目前对全身麻醉本质和机制认识上的局限性，我们在全身麻醉的安全性、可控性，乃至新药开发等的研究方面均受到了极大的制约。时至今日，麻醉工作者始终摆脱不了“知其然而不知其所以然”的尴尬境界。事实上，自 20 世纪初 MeyerOverton 首先提出著名的脂质学说以来，全世界的麻醉学家、神经生理学家、药理学家等为全麻原理的阐明进行了不懈的努力和探索，并先后提出了多达百余种的假说和理论。尽管其中的多数已先后遭到否定和摒弃，现存的一些假说和理论也可能只窥见了全麻原理的冰山一角，而与问题的实质尚有较长的距离。但是长期的研究积累，特别是近年来取得的许多进展，其成果仍然很令人鼓舞。近 10 年来，对全麻机制的研究在亚细胞和分子水平方面取得很大进展，主要发现全麻药通过与细胞膜上的受体及通道蛋白发生直接的相互作用而发挥作用。这些发现对传统的脂质学说提出了严峻的质疑和挑战，并逐渐形成和提出了全麻机制的蛋白学说。其依据是：①药理研究发现，药物作用的普遍规律与蛋白质发生直接作用而产生其效应。因此，推测全麻药也应以同样方式发挥作用。②发现全麻药的确可与离子通道蛋白或其他蛋白质发生直接相互作用。③全麻药的分子结构可影响其效能及在离子通道上的作用；反之，受体或通道亚基或肽链成分改变也可影响全麻药的作用。因此，认为全麻药的作用部位在蛋白质而不是脂质，确切位点可能是神经突触的离子通道或其调节系统。

## 二、新药应用

### （一）吸入全麻药

安氟醚和异氟醚均属强效全麻药，主要用于麻醉维持。由于该药不会引起燃烧和爆炸，临床浓度不会引起肝炎，对循环抑制较轻，所以尽管已有七氟醚和地氟醚等新药问世，但安氟醚和异氟醚依然是常用药。20 世纪 90 年代初七氟醚和地氟醚问世，其特点是血气分配系数小，作用起效快、苏醒迅速，尤适用于非住院手术的麻醉。七氟醚的气味宜人，可用于小儿全麻的诱导和维持。

### （二）静脉全麻药

早在 1934 年硫喷妥钠已用于临床，由于麻醉诱导迅速、不良反应又较小，至今仍为标准静脉诱导药，也可用于脑保护和解疫作用。依托咪酯具有对呼吸抑制小、血流动力学平稳等优点，故适用于重症患者等。咪唑安定属第三代苯二氮䓬类药，适用于术前用药、全麻诱导维持、部位麻醉、ICU 中催眠镇静等。该药与其他静脉麻醉药、麻醉性镇痛药等联合使用，可减少各自的用药剂量和不良反应。异丙酚是常用的新药，其特点是作用时间短，5～10min，有良好的镇吐作用，又有抗氧化剂作用，用于全麻诱导和维持，预防和治疗不同原因诱发的恶心呕吐，以及 ICU 中辅助用药等。近年研制的新药还有埃尔泰洛尔、S- 氯胺酮等，目前正在临床试用中。

### （三）肌松药

常用的肌松药有两大类：去极化类，如琥珀胆碱等；非去极化类，又可分短效（如米瓦库铵）、中效（如阿曲库铵、维库溴铵等）及长效（如哌库溴铵等）。由于琥珀胆碱作用短暂（仍适用于气管插管术），某些情况下可出现高血钾，甚至心搏骤停等，临床应用日益减少。阿曲库铵和维库溴铵，常用于全麻维持术中或术后机械通气。

近年，新的肌松药如苯磺顺阿曲库铵、罗库溴铵、Or99487 等已用于临床，其特点是起效快、作用时效短、不良反应少。

### （四）麻醉性镇痛药

芬太尼是目前常用的麻醉性镇痛药，其强度比吗啡大 100～180 倍，常用量 2～5μg/kg，静脉注射后立即生效，维持 30～60min。使用较大剂量芬太尼（10～50μg/kg），能显著降低应激反应，作用时效明显延长（3～5h），常用于高血压、冠心病和瓣膜性疾病患者。芬太尼对心血管抑制轻，但剂量增大可能出现心动过缓，注射太快可引起胸壁强直，呼吸抑制。此外，还有舒芬太尼和阿芬太尼，这两种药国内目前很少使用。瑞芬太尼是一种新颖、强效阿片受体激动剂，具有起效快、作用短（消除半衰期 10～20min）、无蓄积作用、对心血管无明显抑制作用等优点。

### （五）局部麻醉药

普鲁卡因属酯类局部麻醉药（局麻药），由于作用弱、起效慢等，故临床极少使用。取而代之的是利多卡因，为酰胺类，其特点是作用较强，时效 1～1.5h，浓度 0.5%～2%，适用于局部浸润麻醉、神经和神经丛阻以及椎管内麻醉等。布比卡因属酰胺类，时效 3～4h，常用 0.25%～0.5% 溶液，适用于神经和神经丛阻滞和椎管内麻醉。但布比卡因对心脏毒性作用较大，一旦发生心搏骤停，往往复苏困难。左布比卡因属长效酰胺类药物，是布比卡因的左旋异构体，不含具有毒性作用的 R 型镜像体，对心脏和脑组织的亲和力低于右旋布比卡因，因此，中枢神经系统和心脏毒性均明显低于布比卡因，且不引起致命性的心律失常。与布比卡因相比有许多优势，在临床的研究及应用已较广泛。罗哌卡因是新一代酰胺类长效局麻药，毒性低，无明显心脏毒性作用。

## 三、新方法和新技术

### （一）经皮和经黏膜给药

皮肤的角质层较厚，药物很难经皮肤吸收，也难以产生全身作用。多瑞吉是近年研制的芬太尼经皮敷贴剂，主要适应证是慢性、顽固性癌痛。首次使用时需经 6 ~ 12h 芬太尼血浆浓度才产生镇痛效应，稳定状态可维持 72h。可按每 4h 吗啡剂量或 24h 口服剂量选择。敷贴部位通常选择上臂等平整部位。取下时，芬太尼血浓度逐渐下降，经 17h 下降为 50%，该药不宜用于任何急性疼痛。恩纳是含有利多卡因和丙胺卡因的皮肤乳膏和敷贴制剂，具有良好的局部镇痛作用，起效 30 ~ 60min，维持约 2h，适用于皮肤局部穿刺或切割前预防疼痛。成人鼻腔黏膜有丰富的血管，咪唑安定、氯胺酮等可经鼻腔给药。芬太尼与糖制成棒糖制剂（OTFC），经口腔黏膜给药，适用于小儿术前用药、急症手术镇痛和癌痛治疗。

### （二）关节腔内镇痛

由于关节局部富含受体，受体受药液阻滞后，可产生镇痛效果；且药液在关节内弥散受到限制，极少被吸收进入循环而产生全身作用。同时，关节腔给药其镇痛效果优于全身用药，适用于关节腔手术术后镇痛，尤其是膝关节手术。于关节腔内注入吗啡 1mg 或 2mg，也可注入 0.25% 布比卡因 20 ~ 40mL。此外，使用芬太尼 10mg、哌替啶 10mg、可乐定以及非甾体类抗炎镇痛药等均可取得良好的术后镇痛效果。

### （三）静脉区域麻醉

静脉区域麻醉指于上、下肢浅静脉注射局麻药（肢体近端缚止血带），可产生肢体局部麻醉，以施行上、下肢从软组织至骨骼的手术，通常手术时间为 1h 左右。

1. 适应证

（1）手部、前臂和肘部手术，手术时间不超过 1h。

（2）足部、膝关节以下短、小手术等。

2. 禁忌证

（1）患者拒绝使用。

（2）中度或重度高血压。

（3）运动员身材，肢体肌肉丰满者。

（4）骨骼肌畸形者。

（5）对局麻药过敏等。

3. 注意事项

为提高麻醉效果，预防局麻药毒性作用，应注意以下几点：

（1）采用双止血带法。

（2）缚止血带时间至少维持 20min，即使手术已结束。

（3）需解除止血带时，可间断松开止血带，但每次不超过 30s，通常为 2 ~ 3min。

### （四）连续蛛网膜下隙阻滞

1. 优点

（1）作用起效迅速。

（2）局麻药用量小，可调至需要的水平。

（3）对循环呼吸影响小。

（4）麻醉时间可延长。

（5）停止用药后麻醉作用恢复快。

（6）可用于手术后镇痛。

2. 指征

（1）有蛛网膜下隙阻滞的适应证，手术时间超过 2 ~ 3h。

（2）若调节阻滞平面合适也适用于循环不稳定的患者。

（3）手术类别有普外、骨科、泌尿科、外周血管和妇科手术。

（4）急症手术、产科分娩和疼痛治疗等。为防止脑脊液外漏，预防并发马尾综合征，近年采用 Spinocath 套管针和导管，因导管的直径比套管针粗，故可避免脑脊液外溢，术后很少并发头痛。

### （五）蛛网膜下隙和硬膜外间隙联合阻滞

1. 优点

具有脊髓麻醉和连续硬膜外麻醉的优点。

（1）作用起效快。

（2）麻醉时间不受限制。

（3）可施行术后镇痛。

（4）麻醉水平较易调控。

（5）对呼吸、循环抑制轻，毒性低，并发症少。

（6）可用于非住院手术患者。

（7）操作简便易掌握，成功率高。

2. 适应证

(1) 妇产科手术、正常无痛分娩。

(2) 腹部和下腹部手术，时间超过 2h。

(3) 术后镇痛和疼痛治疗等。目前常用的方法是以双针单间隙原理设计的“针套针”方法。

## (六) 静脉给药输注系统

目前临床使用的输注系统如下：

1. 计算器输注泵

计算器输注泵指可在固定的速率下持续静脉输液给药，药物输注的速度是恒定的，可按患者体重和给药时间计算，如 μg/ (kg · min)，通过计算器输注泵按钮，即可持续给药。

2. 两种主要微机（智能型）输注泵

(1) 以药物血浆浓度为目标：这是一种新型的静脉给药系统，采用药代模式，能迅速达到和维持几乎恒定的药物血浆浓度。

(2) 以效应器官为目标：由于药物血浆浓度与效应器官药物有效浓度存在差异，近年来开展以效应器官药物浓度为目标的静脉输注泵，以达到更稳定的麻醉水平。

3. 自动给药装置

自动给药装置指静脉输注泵系统中使用反馈系统，采用程序信号调控静脉给药速率。现代麻醉正不断地向安全、有效、合理、舒适、经济等目标发展，我们有责任努力加以完善，更好地为临床麻醉和手术患者服务。

# 第二章　现代临床麻醉范畴

## 第一节　临床麻醉

### 一、概述

临床麻醉的工作场所在手术室内，规模较大、条件较好的麻醉科，可在临床麻醉中建立分支学科（或称为亚科），如产科麻醉、心脏外科麻醉、脑外科麻醉、小儿外科麻醉等。临床麻醉的主要工作内容如下：

（1）为手术顺利进行提供安全、无痛、肌松、合理控制应激以及避免不愉快记忆等基本条件。

（2）提供完成手术所必需的特殊条件，如气管、支气管麻醉，控制性降压，低温，人工通气及体外循环等。

（3）对手术患者的生理功能进行全面、连续和定量的监测，并调控在预定的范围内，以维护患者的生命安全。应当指出，对患者生理功能进行监测与调控已成为临床麻醉的重要内容。这不仅涉及仪器与设备的先进性，更涉及麻醉医师的素质。

（4）预防并早期诊治各种并发症，以利于术后顺利康复。

（5）向患者家属交代病情，危重疑难患者及大手术的麻醉处理必须征得家属的同意与签字后才能施行，必要时还需经院医务管理部门批准后实施。

### 二、麻醉前病情估计与准备

所有麻醉药和麻醉方法都可影响患者生理状态的稳定性；手术创伤和失血可使患者生理功能处于应激状态；外科疾病与并存的内科疾病又有各自不同的病理生理改变，这些因素都将造成机体生理潜能承受巨大负担。为减轻这种负担和提高手术麻醉的安全性，在手术麻醉前对全身情况和重要器官生理功能作出充分估计，并尽可能加以维护和纠正，这是外科手术治疗学中的一个重要环节，也是麻醉医师临床业务工作的主要方面。

全面的麻醉前估计和准备工作应包括以下几个方面：①全面了解患者的全身健康状况和特殊病情。②明确全身状况和器官功能存在哪些不足，麻醉前需要哪些积极准备。③明确器官疾病和特殊病情的危险所在，术中可能发生哪些并发症，需采取哪些防治措施。④估计和评定患者接受麻醉和手术的耐受力。⑤选定麻醉药、麻醉方法和麻醉前用药，拟订具体麻醉实施方案。

## 三、麻醉前用药

麻醉前用药（也称术前用药）是手术麻醉前的常规措施，主要目的是：①解除焦虑，充分镇静和产生遗忘。②稳定血流动力学；减少麻醉药需求量。③降低误吸胃内容物的危险程度。④提高痛阈，加强镇痛；抑制呼吸道腺体分泌。⑤防止术后恶心、呕吐。针对上述用药目的，临床上常选用5类麻醉前用药：神经安定类药；肾上腺素能激动药；抗组胺药和抗酸药；麻醉性镇痛药；抗胆碱药。

## 四、吸入全身麻醉

吸入全身麻醉是将麻醉气体或麻醉蒸汽吸入肺内，经肺泡进入血液循环，到达中枢神经系统而产生的全身麻醉。

吸入麻醉药在体内代谢、分解少，大部分以原型从肺排出体外，因此吸入麻醉容易控制，比较安全、有效，是现代麻醉中常用的一种方法。

## 五、静脉全身麻醉

将全身麻醉药注入静脉，经血液循环作用于中枢神经系统而产生全身麻醉的方法称为静脉全身麻醉。静脉全身麻醉具有对呼吸道无刺激性、诱导迅速、苏醒较快、患者舒适、不燃烧、不爆炸和操作比较简单等优点。但静脉麻醉药多数镇痛不强，肌松差，注入后无法人工排除，一旦过量，只能依靠机体缓慢排泄，为其缺点。因此，使用前应详细了解药理性能，尤其是药代动力学改变，严格掌握用药指征和剂量，以避免发生意外。

## 六、气管、支气管内插管术

气管、支气管内插管术是临床麻醉中不可缺少的一个重要组成部分，是麻醉医师必须掌握的最基本操作技能，不仅广泛应用于麻醉实施，而且在危重患者呼吸循环的抢救复苏及治疗中也发挥着重要作用。

## 七、局部麻醉

局部麻醉是指患者神志清醒，身体某一部位的感觉神经传导功能暂时被阻断，运动神经保持完好或同时又程度不同地被阻滞状态。这种阻滞应完全可逆，不产生组织损害。

常用的局部麻醉有表面麻醉、局部浸润麻醉、区域阻滞、神经传导阻滞 4 类。后者又可分为神经干阻滞、硬膜外阻滞及脊麻。静脉局部麻醉是局部麻醉另一种阻滞形式。

## 八、神经及神经丛阻滞

神经阻滞也称传导阻滞或传导麻醉，是将局部麻醉药注射至神经干旁，暂时阻滞神经的传导功能，达到手术无痛的方法。由于神经是混合性的，不但感觉神经纤维被阻滞，运动神经纤维和交感、副交感神经纤维也同时不同程度地被阻滞。若阻滞成功，麻醉效果优于局部浸润麻醉。

## 九、椎管内麻醉

椎管内麻醉含蛛网膜下隙阻滞和硬膜外阻滞两种方法，后者还包括骶管阻滞。局部麻醉药注入蛛网膜下隙主要作用于脊神经根所引起的阻滞称为蛛网膜下隙阻滞，统称为脊麻；局部麻醉药在硬膜外间隙作用于脊神经，是感觉和交感神经完全被阻滞，运动神经部分地丧失功能，这种麻醉方法称为硬膜外阻滞。

## 十、针刺麻醉的方法

针麻创用以来，种类较多，按针刺部位分，有体针、耳针、头针、面针、鼻针、唇针、手针、足针及神经干针等法；按刺激条件分，有手法运针、脉冲电针、激光照射穴位、水针和按压穴位等法。临床上以体针或耳针脉冲电刺激针麻的应用最为普遍。

# 第二节　急救与复苏

## 一、急救

### （一）严重心律失常

麻醉和手术期间心律失常的发生率为 16%～62% 不等，心脏病患者可高达 60%，而非心脏病患者仅 37%。重危患者和各类大手术，以及心脏病患者施行心脏或非心脏手术，严重心律失常是常见的并发症之一。因此，在麻醉手术期间及 ICU 中应加强心电图监测，以便迅速和正确地作出诊断，明确诱发因素，采取积极有效的防治措施，避免影响手术成功率和患者预后。

### （二）急性肺水肿

急性肺水肿是指肺间质（血管外）液体积聚过多并侵入肺泡内，两肺听诊有湿性啰音，咳出泡沫样痰液，表现呼吸困难，可出现严重低氧血症。若不及时处理，后果十分严重。有许多疾病如急性左心力衰竭等都能引起急性肺水肿，其发病机制不一，病理生理变化亦各异，研究和了解急性肺水肿形成的机制，将有助于肺水肿的早期诊断和预防，以便采取有效措施，使肺水肿迅速缓解。

### （三）心力衰竭

心力衰竭是由多种原因引起的心功能不全综合征。因此，其治疗的关键是纠正基础病因及诱因，特别对非心脏性病因或诱因的控制是相当重要的。但是，对心力衰竭的控制也很重要，特别是急性心力衰竭，如不及时治疗，可危及患者生命。对心力衰竭治疗的基本原则是：①减轻心脏负荷，包括前负荷和后负荷。②增强心肌收缩力，使心输出量增加。③维持心肌供氧与耗氧的平衡，供氧主要取决于血液的氧合状态和冠状动脉血流，耗氧则主要与动脉压、心率、前负荷及心肌收缩性有关。

### （四）急性肾功能衰竭

急性肾功能衰竭是由各种原因引起的肾功能急剧减损，导致水潴留、氮质血症、电解质及酸碱平衡紊乱等急性尿毒症的临床综合征。急性肾功能衰竭如能早期诊断、及时抢救和合理治疗，多数病例可逆转，是目前能得到完全恢复的重要器官功能衰竭之一。

## 二、复苏

在患者心跳呼吸停止时所采取的抢救措施称复苏术，抢救的目的不仅要使患者存活，而且要使患者意识恢复，此称为复苏。心肺脑复苏在临床上大致分为3个既有区别又有联系的阶段：基础生命支持－继续生命支持－长期生命支持。

### （一）临床表现

心搏停止的患者表现为突然的心音和大动脉搏动消失，继而呼吸、神智消失。如不及时抢救即出现瞳孔散大、固定、肌肉软瘫、脊髓和基础防御（如咳嗽）反射消失；手术的患者则发生术野渗血停止；枕骨大孔疝的患者则首先表现为呼吸骤停。

经复苏治疗的病例，原发病不严重或初期复苏及时且有效者，呼吸功能和循环功能可逐渐恢复，原发病较重或初期复苏不及时者，循环功能即使基本稳定后，呼吸可能还未恢复或未完全恢复，心、肺、脑、肾等重要器官的病理生理状态不仅未必恢复，而且可能继续恶化。但经复苏后对这些重要器官功能进行严密的观察和必要的处理，部分患者可得以逐步康复。研究表明，4min内开展初期复苏，8min内后期复苏，患者存活率为43%；8～16min内开始后期复苏，存活率仅为10%；8～12min内开始初期复苏，16min后期复苏，存活率为6%。

### （二）检查方法

心搏停止后，心电图可见3种情况：①心电活动消失，心电图呈直线。②室颤。③仍有生物电活动存在，但无有效机械收缩。

### （三）诊断标准与诊断

（1）神智突然消失，大动脉搏动触不到。

（2）听不到心音，测不到血压。

（3）呼吸停止或呈叹息样呼吸，面色苍白或灰白。

（4）手术创面血色变紫、渗血或出血停止。

（5）瞳孔散大，无任何反射，应注意脑挫伤、颅骨骨折、颅内出血，儿茶酚胺效应、安眠药中毒或使用阿托品类药物者瞳孔也会散大，应予以鉴别。

诊断：符合（1）（2）与（3）（4）（5）即可确诊。

### （四）复苏治疗效果判定标准

（1）治愈：给予复苏治疗后，自主循环、呼吸恢复，瞳孔对光反射敏感，神志逐步清醒，智力恢复，参加正常工作。

(2) 有效：心肺复苏后遗留一定的精神行为或神经障碍，或者仅呈皮质下存活(持续的植物人状态)。

(3) 无效：心肺复苏后再度衰竭，在短期内死亡，或给予持续复苏治疗30～60min后仍无自主循环、呼吸出现者。

### (五) 复苏治疗原则

维持通气和换气功能；心脏按压以触及颈动脉或股动脉搏动；利用各种措施诱发心搏；维持循环功能、肾功能；维持水电解质、酸碱平衡；贯穿始终的脑保护，防止或缓解脑水肿（和脑肿胀）的发展。

复苏可分为3个步骤：初期的通畅气道，恢复呼吸循环功能及实施脑保护；中期的药物治疗，电除颤、纠正内环境及进一步脑保护；后期的脑复苏及循环功能的维持。

### (六) 复苏治疗中应注意的问题

(1) 一旦发现患者神智呼吸及大动脉搏动消失，应立即进行复苏，不应反复听心音或等心电图诊断而延误抢救。

(2) 口对口人工呼吸的潮气量应为正常呼吸时的2～3倍，形成过度通气，以弥补吹入气氧含量低、二氧化碳含量高的缺陷。

(3) 心包填塞、张力性气胸、新鲜肋骨骨折及心瓣膜置换术后的患者不应采用胸外心脏按压，宜开胸胸内挤压。老年人骨质较脆，胸廓缺乏弹性，易发生肋骨骨折，胸外心脏按压时应加倍小心。

(4) 电除颤失败时，不宜无限制地增加电能，应纠正其他因素，如心肌缺血、血钾过低、心脏温度过低、高碳酸血症等。

(5) 脑复苏中不应用硫喷妥钠，因此药虽可抑制惊厥，但负荷量的硫喷妥钠有明显的负性肌力作用及负性血流动力学作用。

(6) 应用甘露醇要防止过度，使血容量不足、血液黏度增加、脑血流减少和电解质紊乱。

## 第三节　重症监测治疗

ICU是在麻醉后恢复室（Postanesthesiarecoveryroom，PARR）的基础上发展起来的，真正具有现代规范的ICU建立于1958年美国BaltimoreCityHospital，属麻醉科管辖。ICU在英国改名为ITU（Intensivetherapyimit），中文的意思是将患者集中加强监测治疗的单位。因此，国内有些单位称之为“加强医疗病房”，中华医学会麻醉学会则建议称为“重症监测治疗病房”。ICU 的特点有以下几种：①是医院中对危重患者集中管理的场所。②具有一支对危重病症进行紧急急救与诊治的医师、护士队伍。③配备有先进的监测技术，能进行连续、定量的监测，可为临床诊治提供及时、准确的依据。④具有先进的治疗技术，对重要脏器功能衰竭可进行有效、持久的治疗。ICU 的宗旨是对危重患者提供高水准的医疗护理服务，最大限度地抢救患者。其主要任务是对危重患者进行抢救和实施监测治疗。通过精心观察护理，对患者内环境及各重要脏器功能的全面监测和及时有效的治疗，从而减少并发症的发生率，降低病死率和提高抢救成功率和治愈率。ICU 的建立促进了危重病医学的崛起。

## 一、体制

综合来讲，ICU 的建制大致可分为专科 ICU、综合 ICU 和部分综合 ICU 3 种形式。

### （一）专科 ICU

专科 ICU 是各专科将本专业范围内的危重患者进行集中管理的加强监测治疗病房。例如，心血管内科的 CCU（Cardiaccareunit）、呼吸内科的 RCU（Respiratorycareunit）、儿科的 NCU（Neonatalcareunit）、心胸外科的 TCU（Thoraciccareunit）等，此外烧伤科、神经科、脏器移植等都可设立自己的 ICU。不同专科的 ICU 有各自的收治范围和治疗特点，留住的时间等方面也不尽相同。专科 ICU 由专科负责管理，通常指派一名高年资的专科医师固定或定时轮转全面负责。专科 ICU 的特点与优势是对患者的原发病、专科处理、病情演变等从理论到实践均有较高的水平或造诣，实际上是专科处理在高水平上的延续，但其不足之处是对专科以外的诊治经验与能力相对不足，因而遇有紧急、危重情况，常需约请其他专科医师协同处理，如气管切开、气管插管、呼吸器治疗、血液透析等。麻醉科是最常被约请协助处理的科室之一。此外，建设 ICU 需要投入大量的财力、物力。因此，即使在经济相当发达国家的医院中，至今仍是根据各医院的优势即重点专科建立相应的专科 ICU。

### （二）综合 ICU

综合 ICU 是在专科 ICU 的基础上逐渐发展起来的跨科室的全院性综合监护病房（General ICU 或 Multidisciplinary ICU），以处理多学科危重病症为工作内容。综合 ICU 归属医院直接领导而成为医院中一个独立科室；也可由医院中的某一科室管辖，如麻醉科、内科或外科。综合 ICU 应由有专职医师管理，即从事于危重病医学的专科医师。这样的专职医师需要接受专门的培训和学习，取得资格才能胜任。在 GICU，专职医师全面负责ICU的日常工作，包括患者的转入转出、全面监测、治疗方案的制订和监督协助执行，以及与各专科医师的联络和协调等，原专科的床位医师每天应定期查房，负责专科处理。

综合ICU的特点与优势是克服了专科分割的缺陷，体现了医学的整体观念，也符合危重病发展的“共同通路”特点，其结果必然是有利于提高抢救成功率与医疗质量。但是，另一方面的难度是要求一个ICU专职医师，对医学领域中众多的专科患者的专科特点均能有较深入、全面的了解是相当困难的，因而在这种ICU中，与专科医师的结合十分重要。

### （三）部分综合ICU

鉴于上述两种形式的优缺点，部分综合ICU的建立有利于扬长避短，部分综合ICU是指由多个邻近专科联合建立ICU，较典型的例子是外科ICU或麻醉科ICU（或麻醉后ICU，PAICU)。两者主要收治外科各专科的术后危重患者，这些患者除了专科特点，有其外科手术后的共性。因此，综合性ICU的成立不应排斥专科ICU的建立，特别是术后综合ICU的建立具有重要价值，也是现代麻醉学的重要组成部分。

## 二、建设

### （一）病房与床位要求

PAICU的位置应与麻醉科、手术室相靠近，专科ICU则设置在专科病区内，在有条件的医院内所有的ICU应在同一个区域里，共同组成医院的危重病区域。ICU病床设置一般按医院总床位数的1%～2%。每张危重病床应有15～18m$^2$的面积；除此以外，还要有相同面积的支持区域，作为实验室、办公室、中心监测站、值班室、导管室、家属接待室、设备室、被服净物和污物处理室等，病房应是开放式，一般一大间放置6～8张床位，每张床位之间可安置可移动隔挡，另设一定数量的单人间，病房内设有护士站，稍高出地面，可看到所有病床，中心护士站应设有通信联络设备和控制室内温度、光线和通气以及管理控制药物柜的操纵装置。每个床位至少要有8～10个10～13A的电源插座，分布于床位的两边。电源最好来自不同的线路，在一旦发生故障时更换插座仍可使用。所有电源应与自动转换装置连接，电源中断时可自动启用备用系统。每个床位至少要有两个氧气头、两个吸引器头，还要有压缩空气、笑气与氧的等量混合气体。

### （二）仪器配备

ICU需购置许多贵重仪器，选择仪器应根据ICU的任务、财力及工作人员的情况而定，一般仪器设备包括以下 3 方面：监测和专项治疗仪器设备、诊断仪器设备、护理设备。

### （三）建立科学管理

ICU 的医护人员除执行中华人民共和国国家卫生和计划生育委员会颁发的有关医院各级人员职责，为了保证工作有秩序地进行，还需要建立和健全自身的各项制度，包括早会制度、交接班制度、患者出入室制度、抢救工作制度、保护性医疗制度、死亡讨论制度、医疗差错事故报告制度、会诊制度、护理查房制度、药品管理制度、医嘱查对制度、用药查对制度、输血查对制度、仪器保管使用制度、消毒隔离制度、病区清洁卫生制度、财物管理制度、学习进修制度及家属探视制度。同时还需要建立健全各种常规，包括体外循环术后监护常规、休克监护常规、呼吸器支持呼吸监护常规、气管造口护理常规、各种导管引流管护理常规和基础护理常规等。

## 三、人员配备

ICU 中专职医师的人数视病房的规模和工作量需求而定。不同形式的 ICU 应有所区别，医师与床位的比例一般为 0.5 ~ 1。ICU 设主任一名（专科 ICU 可由专科主任兼任），主治医师、住院医师按床位数决定。如隶属于麻醉科等一级科室（如内科、外科、急诊科等）管理，则低年资主治医师和住院医师可轮转，高年资主治医师应相对固定，ICU 主任可由一级科室的副主任兼任。ICU 的护士是固定的。不论何种 ICU，均应设专职护士长 1 ~ 2 名，护士人数根据对护理量的计算而确定，一般与床位的比例为 3：1。护理量根据患者轻重程度一般分为以下 4 类。

第 1 类：病危，此类患者至少有一个脏器发生功能衰竭，随时有生命危险，每日护理量在 24h 甚至更多，即患者床边不能离开人。第 2 类：病重，主要是术后高危、病情较重，有脏器功能不全或随时有可能发展成为衰竭的患者，每日护理工作量在 8 ~ 16h，即每 24h 至少有 1 ~ 2 个护士在床边监护。第 3 类：一般，每日护理量在 4 ~ 8h。第 4 类：自理，每日护理量在 4h 以下。在以上各类患者中 ICU 只收治第 1、2 类患者，根据各医院 ICU 收治患者的特点计算所需护士人数，计算方法是以每个患者每周所需护理工作时间，病房每周所需总护理小时数，除以一个护士每周可能提供的工作时间数按 40h 计算，得出所需护士人数。这样的计算结果，加上周末、节假日等，一般 ICU 的床位与护士之比如前所述约为 1：3。

除医师、护士外，ICU 还需要多种专门人才，如呼吸治疗师、管理仪器设备的医学工程师、放射科诊断医师和技术员、营养治疗师、院内感染管理人员、药剂师、实验室技术员、计算机工作人员、护理员、清洁工等。

## 四、收治对象

ICU 的收治对象来自各临床科室的危重患者，如呼吸、循环等重要脏器和代谢有严重功能不全或可能发生急性功能衰竭随时可能有生命危险的患者。在 ICU 收治患者的选择上要明确以下两点：①患者是否有危重病存在或有潜在的危重病或严重的生理扰乱。②患者的危重程度和严重生理紊乱经积极处理后是否有获得成功的可能。

## 五、日常工作内容

### （一）监测

监测包括呼吸、心血管、氧传递、水电解质和酸碱平衡，血液学和凝血机制、代谢、肝肾功能、胃肠道、神经系统和免疫与感染等。对不同病种的监测应有不同的侧重。

### （二）治疗

ICU 治疗的重点是脏器功能支持和原发病控制，有以下几个特点：

(1) 加强与集中。加强指对患者的监测、治疗等各方面都要强而有力。集中就是集中采用各种可能得到的最先进医疗监测和治疗手段，各专科的诊疗技术和现代医学最新医疗思想和医学工程最新成果。危重患者的病情有自然恶化的趋势，也有好转的可能，只有经过早期强而有力的治疗，才可能阻断恶化的趋势而争取好的可能。

(2) 共同特点。病程的危重期，不论原发病来自哪里，患者都可能表现出许多共同特点，称为各种疾病危重期发展的共同道路。这时的患者不但表现各单个脏器的功能障碍，而且还突出地表现为脏器功能间的相互不平衡，表现为互相联系、互相影响和互为因果。因此对多脏器功能的全面支持成为临床上突出的工作内容。这种支持涉及各专科的医疗技术的运用，但不是它们的简单相加，而是要特别注意各脏器功能支持的平衡协调，阻断恶性循环，使患者转危为安，应当指出的是所有的治疗措施都可能会影响机体的平衡，越是强有力的治疗措施对平衡的影响也越大。患者的病情如仍集中在某一个脏器，则在支持这个脏器的基础上兼及其他脏器功能，就抓住了恢复平衡的大方向。如果患者的主要问题已突破了某一脏器的范围，而以多脏器功能损害为临床突出表现时，脏器支持的均衡性就成为十分突出的问题。

(3) 整体观念。近代医学的进步使分科越来越细，有利于专科治疗成功率的提高，也带来了完整整体被分割的弊端。ICU 的患者其疾病涉及多个脏器，问题就复杂起来，对各个脏器的治疗原则可能是相互矛盾的。这就要求我们的治疗从整体的观念出发，注意各项脏器支持的相互协调。

（4）确定治疗的先后缓急。根据病情轻重缓急，拟订治疗方案，明确哪些病情需要紧急处理，哪些需要稍次之，在病情的发展中，当一个主要的紧急的问题获得缓解或解决，另一个问题可能会上升为主要矛盾，因此对病情作出动态估计并识别特定病变的病理生理影响在治疗中十分重要，也需有相当的经验和较高的临床判断力。

（5）区分和监测原发性治疗和继发性治疗。原发性治疗指针对原发疾病的处理措施，继发性治疗则对受继发影响的其他生命器官和系统，旨在对这些器官功能进行保护。两者在治疗上是既有紧密联系而又有区别的。

（6）区分支持治疗和替代治疗。支持治疗是针对重要器官系统发生严重功能不全，但尚属可逆性病变，旨在努力恢复重要器官系统自身功能的支持措施。若病变不可逆，重要器官系统功能达到不可恢复的程度，需用替代治疗。两种治疗在一定条件下可以互相转化。

### 六、与一般治疗病室的关系

（1）危重患者转到 ICU 后，ICU 医师应和原病房医师保持联系，使患者不但得到 ICU 的严密监测和积极治疗，同时也得到原病房医师的治疗意见。

（2）有关治疗的重要医嘱及患者转回原病房的决定，应在每日晨间查房或在急诊时与原病房医师共同商定。

（3）原病房医师每日应定期查房，并提出处理意见，非查房期间，原病房医师需更改医嘱时，应征求值班医师的意见，商讨决定。

（4）除执行会诊商定的医嘱外，ICU 值班医师在病情变化时有权做紧急处理。

## 第四节　疼痛治疗与研究

### 一、疼痛诊断的思维方法

临床镇痛的根本目的是消除患者的疼痛，解除患者的疾苦。而有效的疼痛治疗必须建立在明确诊断的基础之上，即对疼痛的来源有一个准确的判断。

疼痛是一个主观感觉，目前人们对疼痛的诊断也主要是根据这种主观感觉来进行。

因此，医生必须将收集的全部临床资料（主要来自 3 个方面，即病史采集、体格检查及辅助检查）进行分析，去粗取精，去伪存真，弄清它们之间的关系。这样，就需要一个适合疼痛诊断特点的思考方法，并且始终贯穿于诊断的全过程。

在疼痛诊断时首先应明确以下 5 个方面：

(1) 明确病变的原因和性质，即明确引起疼痛的病变是属于损伤、炎症、畸形、肿瘤．对肿瘤还要分清是良性的还是恶性的；炎症要分清是感染（一般、特殊）性的还是无菌性的；损伤要分清是急性外伤还是慢性劳损；畸形属于哪一种。明确病变的性质非常重要。除直接关系疼痛治疗的效果外，还可避免一些医疗意外和纠纷的发生。

(2) 明确病变的组织或器官，即明确病变存在于哪个系统、哪个脏器，如软组织、骨关节、神经系统或内脏器官等。在软组织中还要明确是在肌肉、筋膜、韧带或滑囊等。

(3) 明确病变的部位和深浅病变部位是指病变在皮肤表面的投影，深浅是指病变的组织层次。只有对病变做准确地平面定位和立体定位，才能使治疗措施（包括药物）真正在病变局部和病变组织发挥作用，取得好的疗效。

(4) 明确病程的急缓。发病的急缓、病程的长短，对治疗方法的选择有密切关系。如急性腰扭伤引起的后关节半脱位、滑膜嵌顿，用手法矫治可收到立竿见影的效果。但若已形成慢性病变，则需行神经阻滞、理疗和针刀等疗法。

(5) 明确患者体质、重要生命器官的功能。疼痛的诊断，始终是围绕临床镇痛的根本目的而进行的。疼痛治疗的一些主要方法如神经阻滞疗法，有一定的危险性。因此，在疼痛的诊断过程中，应始终强调对全身状态即患者体质和重要生命器官功能的判定。年老、体弱、合并重要生命器官功能低下的患者，对阻滞疗法的耐受性差，应严格掌握适应证，控制麻醉药的用量。

在明确了以上 5 个方面的问题之后，就可以有针对性地选择一些治疗方法，在保证患者安全的前提下，争取最好的治疗效果，从而也就达到了诊断的根本目的。

## 二、疼痛的分类

由于疼痛涉及临床各个科室，而且千差万别，往往是同症异病或同病异症。许多疼痛既是一组典型的综合征，又是某些疾病的一组症状，况且疼痛又随着疾病的过程而千变万化，所以疼痛的分类至今尚难统一标准。许多学者多依其论著的主要论点而列及题类。近年，国际头痛学会和头痛分类委员会编著了头、颈、面疼痛的分类和诊断标准，虽具有一定的权威性，但作为统一的分类标准尚需实践的反馈。

## 三、疼痛治疗的方法

疼痛治疗的目的主要是通过消除或减轻疼痛的感觉和反应，改善血液循环，特别是局部小血管功能和微血管循环，解除骨骼肌或平滑肌痉挛，松解局部挛缩组织，改善神经营养，恢复正常神经功能，改善全身或主要脏器的功能状态，进行精神心理性治疗。

## （一）药物治疗

（1）麻醉性镇痛药最多用药为阿片类，如吗啡及哌替啶、芬太尼等药，均有良好的镇痛作用，常用于急性剧烈疼痛，有成瘾性，因此应用受到限制。

（2）解热镇痛药有水杨酸盐类（如阿司匹林）、吡唑酮类（如氨基比林等），有解热消炎镇痛作用，对中等度急慢性疼痛有效，如肌肉痛、关节痛、头痛及风湿性疼痛效果较好，这些药物无成瘾性，但可出现胃肠反应等不良反应。

（3）安定药如安定、氯丙嗪等药，有抗焦虑、遗忘和镇静作用，和镇痛药并发应用可增强镇痛效果。

## （二）神经阻滞

神经阻滞是疼痛治疗广泛应用的一种方法。通过神经阻滞可以达到治疗和诊断的目的，其治疗作用有阻断疼痛的神经传导通路，阻断由于疼痛引起的恶性循环，如解除由于疼痛刺激引起的血管收缩和肌肉痉挛而导致局部缺血、缺氧，进一步使疼痛加重的恶性循环；预防胸腹部手术后由于疼痛患者不敢咳嗽，而引起的肺部并发症；鉴别产生疼痛病变的部位，判断某些治疗措施的效果等。

1. 常用的药物

（1）局部麻醉药：常用的有普鲁卡因、利多卡因和布比卡因等。普鲁卡因一般用1%～2%浓度，一次量10～30mL，适用于浅层组织神经阻滞；利多卡因发挥作用快，组织穿透性好，弥散范围广，一般采用0.5%～1%浓度10～15mL；布比卡因作用时间长达2～4h，适于做疼痛治疗神经阻滞，用0.25%～0.5%浓度一次量10～20mL。

（2）肾上腺皮质激素：具有明显抗炎减轻炎症反应作用，一般用于慢性炎症性疼痛，常用药物有醋酸可的松、强的松龙、地塞米松等药物，常用混悬液针剂进行局部组织、关节腔内或硬脊膜外腔注射，每次剂量65～100mL，每周1次，2～3次为一疗程，与局部麻醉药混合注射、原发性高血压、糖尿病、溃疡病和急性化脓性炎症忌用。

（3）维生素：适用于周围神经炎、多发性神经炎等症引起的疼痛，常与局部麻醉药、肾上腺皮质激素药合并应用，一般常用维生素$B_6$，10～25mg；维生素$B_2$，0.5～1.0mg，其疗效如何，尚需深入观察了解。

（4）神经破坏药：注射后主要使神经纤维产生变性，破坏对疼痛的传导，同时也可以引起神经感觉运动功能障碍，只应用于采用一般神经阻滞效果不佳的患者，常用的药物有10%～20%生理盐水、95%以上酒精或5%～10%酚甘油，行周围神经阻滞、蛛网膜下隙或硬膜外腔阻滞，临床均应严格应用指征。

2. 神经阻滞方法

根据不同的病情部位，采用不同的神经阻滞。

(1) 脑神经阻滞：如头面部三叉神经阻滞、面神经阻滞等。

(2) 脊神经阻滞：如枕部神经阻滞、颈丛及臂丛神经阻滞、肩胛上神经阻滞、肋间神经阻滞、椎旁神经阻滞、坐骨神经阻滞、腓神经阻滞等。

(3) 椎管内神经阻滞：如蛛网膜下隙阻滞、硬膜外腔阻滞、骶管神经阻滞等。

(4) 交感神经阻滞：如星状神经节阻滞、腹腔神经节阻滞、胸部腰部交感神经节阻滞等。

(5) 局部神经阻滞：一般在患处找出压痛点，行局部神经阻滞。胸膜间镇痛用于术后镇痛。

### (三) 物理疗法

物理疗法包括各种物理因素如冷、热、光、电、超声、振荡等物理治疗方法。

### (四) 外科手术

如三叉神经切断术、经皮脊髓束切断术，经鼻垂体破坏术、丘脑切除术等神经外科手术。

### (五) 精神 – 心理疗法

精神 – 心理疗法有催眠术、松弛术、生物反馈疗法、行为疗法等。

# 第五节　麻醉门诊及其他任务

## 一、麻醉科门诊

麻醉科门诊的主要工作范围：

1. 麻醉前检查与准备

为缩短住院周期，保证麻醉前充分准备，凡拟接受择期手术的患者，在入院前应由麻醉医师在门诊按麻醉要求进行必要的检查与准备，然后将检查结果、准备情况、病情估计及麻醉处理意见等填表送到麻醉科病房。这样一来，患者入院后即可安排手术，缩短住院日期，可避免因麻醉前检查不全面而延期手术，麻醉前准备比较充裕，而且在患者入院前麻醉医师已能充分了解到病情及麻醉处理的难度，便于恰当地安排麻醉工作。

2. 出院患者的麻醉后随访

尤其是并发症的诊断与治疗由麻醉医师亲自诊治是十分必要的，因为某些并发症（如腰麻后头痛）由神经内科或其他科室诊治而疗效不够理想，而在麻醉医师不在场的情况下，把大量责任归咎于麻醉医师，也是对医疗及患者不负责任的表现。

3. 接受麻醉前会诊或咨询

如遇特殊病例，手术科室应提前请求会诊，负责麻醉医师应全面了解患者的疾病诊断，拟行手术步骤及要求，患者的全身状况，包括体检和实验室检查结果及主要治疗过程、麻醉史、药物过敏史，以及其他特殊情况等，从而估价患者对手术和麻醉的耐受力；讨论并选定麻醉方法，制定麻醉方案；讨论麻醉中可能发生的问题及相应的处理措施，如发现术前准备不足，应向手术医师建议需补充的术前准备和商讨最佳手术时机。麻醉科也应提前讨论并做必要的术前准备。

## 二、麻醉恢复室

麻醉恢复室是手术结束后继续观测病情，预防麻醉后近期并发症，保障患者安全，提高医疗质量的重要场所。此外，其还可缩短患者在手术室停留的时间，提高手术台利用率。床位数与手术台比例为 1：1.5～1：2。麻醉恢复室是临床麻醉工作的一部分，在麻醉医师主持指导下由麻醉护士进行管理。

（1）凡麻醉结束后尚未清醒（含嗜睡），或虽已基本清醒但肌张力恢复不满意的患者均应进入麻醉恢复室。

（2）麻醉恢复室收治的患者应与 ICU 收治的患者各有侧重并互相衔接。

（3）麻醉恢复室应配备专业护士，协助麻醉医师负责病情监测与诊治，护士与床位的比例为 1：2～1：3，麻醉医师与床位的比例为 1：3～1：4。

（4）待患者清醒、生命或重要器官功能稳定即可由麻醉恢复室送回病房，但麻醉后访视仍应有原麻醉者负责。

（5）凡遇到患者苏醒意外延长，或呼吸循环等功能不稳定者应及时送入 ICU，以免延误病情。

## 三、麻醉学研究室或实验室

麻醉科实验室一般可附属在麻醉科内。为了科研工作的需要可成立研究室，成立研究室时必须具备以下条件：①要有学术水平较高、治学严谨，具有副教授以上职称的学科或学术带头人。②形成相对稳定的研究方向并有相应的研究课题或经费。③配备有开展研究所必需的专职实验室人员编制及仪器设备。④初步形成一支结构合理的人才梯队。

# 第六节　麻醉风险

麻醉科是所有临床学科中最具有潜在风险的学科。众所周知，手术时麻醉医师使用各种麻醉药和麻醉方法，使患者意识消失、肢体运动和感觉消失，一旦因操作和用药不当，或因患者本身疾病的病理生理影响等即可导致患者致残或身亡。因此，采取一切有效的措施，不断提高麻醉医师的素质和医疗业务水平，重视术前评估和准备，加强监测，认真执行各项操作规程，参考有关临床指南和专家共识，采取预防措施，可使麻醉风险减少到最低程度。

## 一、麻醉或与麻醉有关的死亡率

早在 1944 年，Giilispie 已注意分清麻醉与其他原因的死亡，麻醉死亡率为 1：1000。Keal（1994）分析美国的资料，与麻醉有关的死亡数为每年 200～1000 例，死亡率（1～5）：10000。有学者（1992）分析上海市 11 所医院自 1984—1988 年，5 年中因麻醉或与麻醉有关的死亡为 15 例，死亡率为（1～1.5）：10000。杭燕南报道上海仁济医院 1990—1997 年与麻醉有关的死亡率为 1：31634。国内外资料均表明，麻醉或因麻醉有关的死亡逐年下降，死亡率已低于 1：10000。

2005 年报道近 20 年的麻醉死亡率为（0.05～10)/10000，为何会有如此大的差距？这与人员是否经过全面培训、麻醉人员配备是否足够、麻醉医师是否有疲劳工作以及对于使用的仪器状态是否有充分的了解等诸多因素有关。文献报道，348 次事件中，35% 为意外事件（Misadventug），60% 为失误（Error），人为因素和机械故障是导致麻醉死亡的重要原因，但人为因素居多。此外，美国麻醉学会（ASA）索赔管理委员会的资料显示，因呼吸意外事件所产生的索赔案百分比尽管从 20 世纪 80 年代的 48% 降低到 90 年代的 32%，但仍然持续地占据医疗损伤索赔案的很大部分比重。因此，必须特别警惕呼吸意外。

## 二、麻醉死亡和不良后果的原因

### （一）麻醉器械故障

（1）低氧血症可导致血氧饱和度（$SpO_2$）降低、心动过速、心律失常，严重时心动过缓，甚至心搏骤停。其原因有以下几种：

·吸入氧不足：①供氧管道阻塞。②吸入氧浓度低于21%，如氧与氧化亚砜配比不合或气源搞错。③麻醉机流量表不准确。④供氧中断，压力表漏气。⑤气源污染等。

·通气不足：①气管导管误入食管。②通气中断，如气管导管、螺纹管、呼吸机管道等接口脱开，呼吸机失功能等。③肺泡通气不足，可因回路系统、气管导管漏气、回路系统梗阻、呼吸机故障等造成。

·通气灌流比（V/Q）不当：①单肺通气，可因气管导管插入过深，导致肺内分流明显增多（$V/Q < 0.8$）。②持续过度通气，$V/Q > 0.8$，严重时可引起低氧血症和肺气肿。

（2）高碳酸血症可发生出汗、面色潮红、血压升高、心律失常，严重时神志模糊或消失。其原因有以下几种：

·通气不足使$CO_2$排出减少：①回路系统泄漏，包括管道脱开等。②气管导管漏气或阻塞。③麻醉机漏气。④通气阻塞。⑤碱石灰耗竭。⑥吸入或呼出活瓣障碍。

·气道压过高：可影响静脉回流致使血压下降，也可造成气压伤。原因：①呼出气受阻。②供气压过高。③呼吸机故障等。

·气道压过低：①回路内气流不足。②回路内泄漏。③呼吸机故障等。

·供气不足。

（3）麻醉过深可导致低血压、心动过缓，甚至出现心搏骤停，其原因：①挥发罐失效，致使全麻药吸入浓度过高。②挥发罐内全麻药充盈过多，造成全麻药外溢。③挥发罐内误注其他强效吸入全麻药。④挥发罐刻度不准确。

## （二）监测仪故障

现代麻醉应用各种监测仪日益增多，各种仪器设备因质量问题，使用不当，以及保管和维修等因素，致使仪器失灵造成失误，从而延误及时治疗。

1. 受外来因素的干扰

（1）交流电干扰：如心电（ECG）、脉率－血氧饱和度（$SpO_2$）和呼气末二氧化碳（$PETCO_2$）等监测仪均受高频电刀、电凝的干扰。

（2）换能器位置移动：如压力换能器位置变动等能影响数值的准确性。

（3）连接患者的电线、电极等位置移动，可引起基线漂移，甚至波形消失。

2. 监测项目数据失真

（1）脉率－血氧饱和度：①电灼干扰。②手术室内灯光干扰。③静脉充血。④指甲涂合成油、污染等。⑤换能器位置移动等。

（2）呼气末二氧化碳：①取样管道裂开或泄漏。②监测接口脱开或阻塞。③监测前未定标等。

(3) 无创动脉压监测：①测定部位位置移动。②移动袖带和管道。③患者表现心律失常、低血压等。

## (三) 麻醉药过量

(1) 麻醉药对循环、呼吸、中枢神经系统等均有不同程度的抑制作用，严重时可引起死亡。

(2) 麻醉药剂量对人体有明显的个体差异，尤其是手术患者常存在着病理生理变化，即使剂量很小，却可表现异常反应。

(3) 预防麻醉药过量的措施：①熟悉麻醉药的药理作用及用药方法和剂量。②先开始最小推荐剂量。③严密观察给药后机体的各种反应。④一旦出现异常反应，应及时处理。

## (四) 药物不良反应

(1) 麻醉期间用药。

(2) 用药前应熟悉该药有哪些不良反应，注意预防措施和不良反应的处理。

(3) 按常规剂量也可产生不良反应，不应视为用药错误。

## (五) 术前患者准备不足

(1) 对重要器官功能估价不足：术前可通过病史、体检、化验、X 线和超声检查等，对患者的心肺等重要器官功能作出初步评估。但麻醉和手术对患者生理功能的干扰和影响有时难以估计，故必须重视初步评估的结果，并预计可能发生的意外而采取预防措施。

(2) 术前准备不够完善：患者术前常伴高血压、贫血、血容量不足、低血钾等。由于种种原因会忽视对上述情况，术前未及时纠正。

## (六) 麻醉操作和管理因素

1. 气管插管引起的危险性

(1) 导管本身引起：如导管漏气、扭曲和阻塞等，可造成通气不足、气流中断等。

(2) 操作和管理不当：①插管误入食管。②导管接口与回路接卸管脱开。③导管过深造成单肺通气或肺不张。④损伤，如气压伤、气道穿通伤、咽喉和声门水肿等。

(3) 患者原因：①婴幼儿和妇女的气道狭小。②各种原因的气道困难，如病理性瘢痕挛缩等。③自主神经反射，通常表现为高血压、心动过速等，有时出现支气管痉挛、分泌物外溢等，也可出现心动过缓和低血压。

2. 误吸与窒息

（1）诱发因素：①胃液 pH、容量和胃内压。②胃食管括约肌张力。③喉部功能异常：声带损伤、声带麻痹、喉部肌肉萎缩、吉兰－巴雷综合征等。④镇静药过量。⑤全身麻醉。⑥急症手术：由于疼痛、创伤能抑制肠道运动，使胃排空时间延迟。⑦精神状态：如焦虑可促使胃液分泌增加。⑧气道问题：如喉痉挛、支气管痉挛、困难插管，以及其他呼吸系统问题等。

（2）特殊危险因素：①妊娠：由于机械、内分泌和医源性等原因。②孕妇：巨大子宫压迫胃而延迟内容物排空，促使食管反流增加。③分娩期间常用许多镇静和镇痛药，使胃排空延迟。④分娩时由于取半卧位，食管下端括约肌压力明显下降。上述因素都能导致误吸的危险剧增，常可延长至分娩后 48h，而胃排空时间又能延长至哺乳期 12 ~ 14 周。

## （七）过敏反应

过敏反应指异性蛋白或其他物质引起的“爆发性、不良的生理反应”。抗生素、异性蛋白、某些药物、乳胶和某些食物等，即使数量极少，也能通过 IgE 发生过敏反应。原因如下所述。

（1）麻醉药和麻醉用药能引起过敏反应，但发生率低。

（2）约有 10% 接受输血患者可出现过敏反应。

（3）乳胶是术中过敏反应的来源，约占 10%，医疗器械中许多产品选用乳胶。

临床表现因过敏反应导致死亡的患者中，1/4 是因心血管虚脱所致，而 2/3 由呼吸衰竭引起，表现为支气管严重痉挛，迅速出现低氧血症，数分钟内随即身亡（表 2–1）。

**表 2–1 过敏反应的临床表现**

<table>
<tr><td rowspan="4">呼吸</td><td>发绀、喘鸣、气道峰压升高（23%）</td></tr>
<tr><td>急性肺水肿、支气管痉挛（23%）</td></tr>
<tr><td>心动过速</td></tr>
<tr><td>心律失常</td></tr>
<tr><td rowspan="4">心血管</td><td>肺高压</td></tr>
<tr><td>体血管阻力下降</td></tr>
<tr><td>心血管虚脱＞ 68%</td></tr>
<tr><td>心搏骤停（11%）</td></tr>
<tr><td rowspan="4">皮肤</td><td>荨麻疹</td></tr>
<tr><td>潮红（55%）</td></tr>
<tr><td>咽喉水肿</td></tr>
<tr><td>眼周水肿</td></tr>
</table>

# 第七节　麻醉意外防治

做好每例患者麻醉，防止发生一切不良后果，尤其是防止致残和死亡，是临床麻醉医师应尽的职责。为此，必须采取以下措施：

## 一、加强麻醉住院医师培训

由于历史的原因，至今我国许多医院麻醉医师的学历不高和人员不足。近几年来各地麻醉医师队伍的培训受到重视，上海市政府已规定医学院毕业的本科、硕士及博士生，必须在有资格的大学附属的综合性医院里进行2~3年正规的住院医师培训，经过考试及格才能成为正式的执业医师。同时，随着国家卫生部门对临床医师的管理重视，并逐渐与国际接轨，只有具备医师资格，并获得医师执业证书的麻醉医师，才能从事麻醉工作。但是我国地区差别很大，发展很不平衡，住院医师的培训任重道远。

## 二、继续教育以提高麻醉医师的素质和业务水平

### （一）素质培养

从事麻醉工作是一项非常崇高的职业，需要培养德才兼备的医师，具体应做到以下几方面：

（1）具有优良的医德和医风。

（2）体贴关心患者，尽可能减少患者的痛苦。

（3）思想要集中，认真观察病情变化。

（4）工作细心，认真核对，实事求是。

（5）虚心好学，总结经验和教训，不断提高。

### （二）提高业务水平

麻醉学是一门独立的专业学科，与生理学、药理学等基础医学有着密切的关系，又与许多临床学科如外科、内科、小儿科等学科有关。一名优秀的麻醉医师必须具有：

（1）扎实的基础知识，丰富的临床经验。

（2）全面的理论知识，熟练的操作技能。

（3）以理论指导实践，发展新的技术，做到精益求精。

（4）加强继续教育，定期和不定期参加各类学习班、专题讲座和学术活动，不断充实自己。

（5）接收高年医师的检查和指导，定期参加考核。

## 三、改善麻醉设备

### （一）改善设备

（1）性能良好、质量可靠和功能齐全的麻醉机，并有中心供气装置。

（2）手控简易呼吸器。

（3）一次性硬膜外包、气管导管（含优质咽喉镜）、吸痰管、鼻氧管等。

（4）动静脉穿刺导管及其配套装置，包括压力换能器、输液器等。

同时，要熟悉和掌握运用仪器的方法，注意保养和定期维护各种设备。

### （二）麻醉器械故障的预防和处理

（1）使用新的麻醉器械前须详细阅读使用说明。

（2）掌握器械的性能和技术关键。

（3）使用麻醉机及附件前应按程序逐项检查，其他器械也按要求逐一查看。

（4）加强器械的检查、维修和保养。

（5）使用器械毕，除一次性用品外，须按要求予以清洗、保管。

（6）一旦发现器械故障，须及时由有关人员检测和维修。

（7）当器械发生故障，并经专业人员证明确已耗损时，应向有关部门申请报废。

## 四、做好麻醉前访视工作

（1）了解患者的主要病情，麻醉和手术史，以及药物过敏史。

（2）准确评估心、肺等重要脏器功能，术前进行必要的检查，如心电图、肺功能测定等。

（3）按不同麻醉方法有重点的体检，如硬膜外麻醉，检查脊柱、穿刺点皮肤，四肢运动感觉等。

（4）术前用药：①注意给药时间。②根据患者情况、麻醉方法等给药，剂量要适当。③根据药物相互作用的原则，明确禁用和可用的药物。

（5）做好思想工作，消除患者对麻醉和手术的顾虑。

（6）选择合适的麻醉方法和麻醉药。

## 五、术前准备和术后管理

### （一）选择性手术准备

（1）尽可能纠正患者术前异常情况，使患者处于“最佳”状态进行手术。
（2）纠正贫血、血容量不足、低血钾、高血压等。
（3）术前禁食、小儿术前 2h 禁饮。
（4）遇特殊情况时，进行会诊解决。
（5）按选择性手术常规进行各项准备。

### （二）急症手术准备

（1）手术前必须治疗和纠正严重心律失常和心力衰竭。
（2）手术时积极治疗脱水、血容量不足、电解质紊乱和酸碱度失衡。
（3）按急症手术术前常规进行各项准备。

### （三）术后处理

（1）常规在麻醉后恢复室（PACU）复苏。
（2）椎管内麻醉后可按常规检查肢体感觉和运动恢复等情况。
（3）按指征拔除气管导管，进行全麻术后护理。
（4）制定术后处理规程。
（5）大手术、重症患者等术后要送 ICU 继续治疗。

## 六、加强手术期监测

手术期检测包括麻醉诱导、术中、术毕、护送患者和术后监测。

### （一）常规监测

患者进手术室常规监测 NIBP、ECG、HR、$SpO_2$，全身麻醉增加吸入麻醉药浓度、神经肌肉功能、气道压力、潮气量、通气量和呼吸频率等基本监测项目。

### （二）需做中心静脉压（CVP）、有创动脉直接测压（IBP）、尿量等的患者

（1）全身麻醉施行大手术，如体外循环心内直视术等。
（2）有并存病，如高血压、缺血性心脏病等。
（3）大出血或血容量变化大的患者，如创伤失血多及脑膜瘤摘除术等。

（4）术中使用控制性降压术。

（5）术中发生严重低血压、心律失常，且治疗后病情仍不稳定者。

（6）多脏器功能低下和老年重危患者。

### （三）各种特殊手术患者需测定的项目

（1）血气分析。

（2）血钾等电解质、凝血功能测定。

（3）漂浮导管测定，肺小动脉楔压（PAWP 或 PCWP）、心排血量（CO）等血流动力学参数。

（4）其他，如食管超声心动图、脑电双频指数等。

## 七、维护循环系统功能稳定

笔者分析上海市麻醉期间 38 例心搏骤停的发生原因，以循环因素占第一位，共 19 例，约占 50%。为降低心搏骤停的发病率，应采取以下措施：

（1）术前充分估价循环功能。尤见于心肺功能低下的患者，术前宜做进一步检查，以明确诊断。

（2）术前改善循环系统功能：择期手术患者术前应做必需的准备，使循环系统功能处于“最佳”状态。

（3）加强术前、术中和术后对循环系统的监测。

（4）保持呼吸道通畅和良好的通气，避免缺氧和二氧化碳潴留。

（5）维护内环境稳定。

（6）纠正血容量不足，及时补充失血，但也应注意过量。

（7）及时纠正低血压、低排综合征和休克。

（8）维持合适的麻醉深度。

（9）体循环血管阻力增高，而心排血量下降者，宜及时使用血管扩张药。

（10）及时治疗各种严重心律失常。

## 八、重视呼吸管理，预防和及时处理低氧血症和高碳酸血症

在上述心搏骤停 38 例中，因呼吸因素所致有 11 例，占 29%；也有文献报道可高达 50% ~ 65%。因此，麻醉手术期间必须重视呼吸管理，要做到：

（1）术前充分估价呼吸功能：对呼吸功能低下的患者应做进一步检查，可疑时宜抽动脉血做血气分析。

（2）鼓励术前咳痰、深呼吸锻炼：凡施行心肺等大手术，老年患者选择全麻者，术前应由护士指导如何排痰、深呼吸等锻炼，以便术后早期让患者进行咳痰深呼吸，以预防肺部并发症。

（3）加强术前、术中和术后呼吸系统监测：根据不同手术、肺功能减退的程度，以及麻醉不同时期可选择的监测项目有：$SpO_2$、$PCTCO_2$、呼吸频率（f）、潮气量（VT）、通气量（VE）、气道压（PA）、顺应性（CL）以及两肺听诊等。

（4）充分供氧：①任何时候都要保证患者供氧充分，可通过鼻导管、面罩和经气管导管供氧。②注意气源标记和压力表，监测吸入氧浓度和 $SpO_2$。③施行部位麻醉时也不要忽视供氧，尤其使用镇静、镇痛药时，应密切注意呼吸。

（5）估计气管插管的困难程度。

（6）加强气道管理，保证气道通畅：①全麻气管插管后必须保证导管位置正确，气道通畅，充分供氧和通气。②对重症患者做血气分析，随时调节各项呼吸参数，及时纠正通气不足或过度通气，以及低氧血症。③术毕、拔管时应完全符合拔管指征。④拔管后继续加强观察，防止气道梗阻、低氧血症和 $CO_2$ 潴留。⑤术毕，一旦出现低氧血症或通气不足时，应继续用手法或机械通气支持呼吸，直到符合管理指征。

## 九、积极开展麻醉质量控制，制定和执行诊疗常规

患者的生命高于一切，麻醉质量的保证（或控制）是麻醉科的头等大事。必须加强科室管理，严格规章制度是预防麻醉意外或差错事故发生的重要保障。

（1）有以业务水平较高、具有奉献精神和以身作则的主任、副主任及骨干为核心的领导与管理团队。

（2）制订和不断完善科室各项规章制度。

（3）严格执行诊疗常规。

（4）做好医疗差错登记，典型病例讨论，吸取经验教训，防止重复发生。

（5）重视麻醉的讨论和患者、器械与药品准备。

（6）做好一切抢救准备，保证人力、物力，随叫随到，行之有效。

（7）加强监督和检查，确保落实各项措施。

# 第三章　全身麻醉进展

## 第一节　静脉全身麻醉

直接将麻醉药注入静脉内而发生全身麻醉作用称静脉麻醉。早在19世纪末法国人已静脉注射水合氯醛取得麻醉效果，但真正开始推广还始于速效巴比妥类药的出现，也只有60～70年时间。多因麻醉诱导苏醒迅速而舒适，易为患者所接受；由于静脉麻醉药入血后不能及时消除，控制困难，难以满足复杂、长时间手术的要求，所以单一静脉麻醉只能适用于简单体表手术麻醉诱导、心律转复及门诊患者的处置等。但高效镇静、镇痛、安定类药及肌松药的出现，均可辅助静脉麻醉药进行复合麻醉，满足各种复杂手术，从而使静脉麻醉的应用日益扩大。近年来，新型静脉麻醉药的出现，由于显效快，消除迅速，又无蓄积作用，有利于麻醉控制，接近吸入麻醉效应，更扩大了静脉麻醉的适应范围。

### 一、静脉麻醉方法

#### （一）硫喷妥钠静脉麻醉

1. 适应证

硫喷妥钠临床上广泛用于复合麻醉。常配合肌松药做静脉快速诱导进行气管插管术，也可配合吸入麻醉诱导，以降低脑压或眼压。单独应用只适于不需肌肉松弛的小手术。静脉滴入多用于辅助局部麻醉或硬膜外阻滞麻醉。

硫喷妥钠由于能迅速使咬肌松弛，导致舌后坠，易引起或加重呼吸困难，对麻醉后气道可能有阻塞的患者，如颈部肿瘤压迫气道、胸膜粘连、咽喉壁脓肿及开口困难等，禁忌使用。为了避免激发喉痉挛，对口咽部或盆腔、肛门、阴道、尿道内手术，在无气管插管时，也应避免应用此药。此外，对呼吸、循环功能障碍的患者，如肺水肿、心力衰竭及严重休克的患者，也不宜应用。严重肝、肾功能障碍的患者要慎重应用。对巴比妥类药有过敏史和支气管喘息的患者可加重哮喘发作，应禁忌。

2. 实施方法

（1）单次注入法：其是把一定量的硫喷妥钠，经静脉一次注入的方法，可使患者在短时间内意识消失，并使某些反射与呼吸受到一时性抑制，多与肌肉松弛药并用行气管插管术。

（2）分次注入法：其是经静脉间断分次注药的方法，即单纯用硫喷妥钠麻醉进行手术。当术者将手术准备工作完成后，开始静脉穿刺，用2.5%硫喷妥钠溶液先缓缓注入4～5mL，待患者意识消失（睫毛反射消失）时，再缓缓注入同等剂量，密切观察呼吸情况。切皮时患者有反应，如手指屈曲活动或肌肉张力增加时，再追加首次剂量的1/3～2/3量。总剂量应在1.0～1.5g，最多不超过2g，否则将引起术后清醒延迟。此法多用于短时间（30min以内）内的手术，如脓肿切开或清创等不需肌肉松弛的小手术。由于硫喷妥钠早期使下颌关节松弛，容易发生舌后坠现象，所以麻醉前应垫高患者肩部，使头部后仰。由于喉反射较为敏感，一般禁用口咽通气管。当需要短时间肌肉松弛时，如关节脱位手法复位，可并用加拉碘铵20～40mg溶于10mL 2.5%硫喷妥钠溶液内，缓慢注入后，再准备2.5%硫喷妥钠溶液10mL，根据入睡程度适量增加，这样肌松药作用集中，硫喷妥钠也不易过量，效果满意。加拉碘铵对呼吸抑制虽差，但用量较大时（成人达80mg），也可使呼吸抑制，应予注意。

3. 注意事项

硫喷妥钠静脉麻醉时，其深、浅变化较为迅速，应严密观察，以免发生意外。常见的意外为呼吸抑制，主要决定于注射速度。所以麻醉时应准备麻醉机，以便进行人工呼吸或辅助呼吸。对心血管功能不良者可引起血流动力学改变，可使用小浓度（1.25%）、小剂量缓慢注入或改用其他静脉麻醉药。

虽然麻醉过程极平稳，但偶尔可出现反流或舌后坠造成窒息，所以，麻醉中头部不应垫枕头。此麻醉本身不会产生喉痉挛，但可使副交感神经处于敏感状态，一旦给以局部或远隔部位如直肠刺激，可造成严重喉痉挛导致窒息，应高度警惕。如药液漏至皮下，可引起局部皮肤坏死，一旦发生药液外漏时，应迅速用10mL 1%普鲁卡因溶液进行局部浸润，并做热敷，使局部血管扩张，加速药液吸收，以免皮肤坏死。如误注入动脉内，可造成动脉窦瘤和肢体缺血性萎缩或坏死，临床表现为剧烈疼痛，注射的肢体末梢苍白、发冷，应立即停止注药，改用5mL 2%普鲁卡因溶液动脉注入，并做臂神经丛阻滞等。

## （二）羟丁酸钠静脉麻醉

1. 适应证

临床上可与吸入或其他静脉麻醉药进行复合麻醉，适用于大部分需要全身麻醉的手术。因其对循环、呼吸干扰较小，更适合小儿或体弱及休克患者的麻醉。单独应用镇痛效果太差，常需辅以硫喷妥钠基础麻醉或给一定剂量的哌替啶或吩噻嗪类药强化麻醉。也可与局部麻醉或硬膜外麻醉复合应用。对精神过度紧张的患者，还可在入手术室前给药，以达到基础麻醉的效果。近年来还用于重危患者或心脏病患者手术的麻醉诱导。更适宜于气管插管困难不能用肌松药，并需保持自主呼吸的患者麻醉插管。用表面麻醉配合丁酸钠，既可松弛咬肌，又能避免患者插管痛苦。如患者嗜酒已显示乙醇慢性中毒、肌肉不时抽搐、癫病患者及原因不明的惊愕患者，皆应禁忌。恶性高血压、心动徐缓、低钾血症、完全性房室传导阻滞或左束支传导阻滞的患者应慎用。

2. 实施方法

麻醉前用药多选用哌替啶 1 ~ 2mg/kg 及阿托品 0.5mg 肌内注射。羟丁酸钠首次用量成人 0.06 ~ 0.08g/kg，小儿 0.1 ~ 0.125g/kg，缓慢滴注后 5min 左右患者逐渐入睡，10min 左右进入睡眠状态，睫毛及角膜反射消失，瞳孔不大，眼球固定，下颌松弛，咽喉反射抑制，如配合气管黏膜表面麻醉，可顺利进行气管插管。麻醉后 20 ~ 30min，血压中度升高，脉搏稍缓。由于丁酸钠镇痛作用微弱，疼痛刺激偶尔可引起心律失常或锥体外系反应。因此，羟丁酸钠在临床上已很少单独应用，宜与麻醉性镇痛药或氯胺酮等复合应用才能产生满意的麻醉效果。羟丁酸钠一次用药可维持 60min 左右，再次用药量为首次剂量的 1/2。一般在首次用药后 1h 左右补充为宜。如待苏醒后再予补充，需加大剂量，且易出现躁动。长时间手术可以多次反复给药，很少出现耐药现象，最大用量以不超过 10g 为宜。

3. 注意事项

起效较慢，剂量过大或注射过快，可出现屏气、呕吐、手指不自主活动和肌肉抽动现象，多可自动消失。必要时用硫喷妥钠静脉注射也可出现呼吸抑制，需行辅助呼吸或控制呼吸。

### （三）氯胺酮静脉麻醉

1. 适应证

氯胺酮静脉麻醉用于各种短暂的体表手术，如烧伤创面处置、骨折复位、脓肿切开、外伤或战伤的清创及各种诊断性检查，如心血管、脑血管、泌尿系统造影等操作，尤其适合于小儿麻醉。也可作为局麻、区域性麻醉的辅助用药，以达到完全镇痛。近年来国内已广泛用氯胺酮、地西泮、肌松药进行复合麻醉，扩大了临床各科手术的适应证，而且不受年龄限制。还可用于心血管功能不全、休克及小儿等患者。未经控制的高血压、颅内高压患者，胸或腹主动脉瘤、不稳定性心绞痛或新近发生的心肌梗死、心力衰竭、颅内肿瘤或出血、精神分裂症等患者，均应禁忌使用。又因氯胺酮保持咽喉反射、增强肌张力，所以在口腔、咽喉、气管手术时应慎用。

2. 实施方法

麻醉前用药需用东莨菪碱抑制分泌，用地西泮或氟哌利多减少麻醉后精神异常。根据给药方式不同，可分为下列两种方法。

（1）单次注入法：除小儿可应用肌内注射外，一般多采用静脉注射，平均剂量为 0.5 ~ 3mg/kg，30 ~ 90s 显效，维持 5 ~ 15min。肌内注射平均剂量为 4 ~ 10mg/kg，3 ~ 5min 后入睡，维持 10 ~ 20min，镇痛效果可达 20 ~ 40min，多次追加时，剂量有递减趋势。用药后先出现脉搏增快，继而血压上升，即为进入外科麻醉期的体征，有时出现无意识的活动，肌张力增强，常与手术操作无关。

（2）连续静脉滴注法：单次注入诱导后，用 0.1% 浓度的氯胺酮溶液静脉滴注维持，滴速为 2 ~ 5mg/（kg · h），适合不需肌肉松弛的手术。氯胺酮总量不宜超过 20mg/kg，手术结束前提前停药，以免苏醒延迟。

3. 注意事项

（1）饱食患者，仍有发生误吸的可能，应予重视。

（2）麻醉中有时出现一过性呼吸抑制，也为剂量过大所致，在重症、衰弱患者较为多见。偶尔出现喉痉挛现象，给予氧气吸入及停止刺激即可缓解。

（3）单独应用氯胺酮，苏醒时常有精神异常兴奋现象，甚至有狂喊、躁动、呕吐或幻觉、噩梦等现象。因此，麻醉前并用适量巴比妥类、氟哌利多、吗啡或丙嗪类药，多能减轻精神异常，地西泮对减少噩梦的发生率有效。同时术后应避免机械刺激，保持安静也很重要。苏醒前偶尔有舌后坠及喉痉挛现象，均应妥善安置体位，保持气道通畅。

## （四）丙泊酚静脉麻醉

丙泊酚是一种新型速效静脉麻醉药，作用快，维持时间短，恢复迅速平稳，易于控制，使静脉麻醉扩大了使用范围。

1. 适应证

丙泊酚用药后起效快，苏醒迅速且无困倦感，定向能力可不受影响，故适于非住院患者手术。也可用于 2h 以上的较长时间麻醉。丙泊酚可使颅内压、眼压下降，术后很少发生恶心、呕吐。抑制咽喉部位反射，可减轻喉部手术操作时的不良反应，且使声带处于外展位。其保护性反射在停药后可很快恢复。随着人们对丙泊酚研究的日益深入，应用领域越来越广泛。

丙泊酚用于心脏手术具有很好的效果。多采用连续静脉滴注，给药逐步达到麻醉所需深度，且多与麻醉性镇痛药合用。并且丙泊酚可降低脑的等电位，对脑的保护作用更优于硫喷妥钠。对心肌收缩性的影响也较后者为少，但尽量避免单次快速注射。

丙泊酚用于小儿麻醉中是安全有效的。但也有研究表明，小儿注药部位疼痛发生率很高，占 20%～25%。选用肘部大静脉给药能明显减少这一不良反应。颅脑手术麻醉，丙泊酚可有效地降低颅内压、脑代谢及脑血流，并可保持脑灌注量。丙泊酚还用于 ICU 的危重患者。对需长时间机械呼吸支持治疗的气管插管患者具有良好镇静效应。长时间滴注很少蓄积，停药后不像咪达唑仑延续镇静而很快清醒，必要时可迅速唤醒患者。

危重患者应用丙泊酚可降低代谢和需氧量及增加混合静脉血氧饱和度，高动力型患者应用丙泊酚可减少扩血管药及 β 受体阻滞药。由于镇痛效果差，常需与阿片类镇痛药伍用。恶心、呕吐患者用 10mg 丙泊酚会显著好转。孕妇及产妇禁用。

2. 实施方法

（1）麻醉诱导：静脉注射丙泊酚 2.5mg/kg，于 30s 推入，患者呼吸急促，78% 出现呼吸暂停。2mg/kg 于 40s 推入，呼吸暂停明显低于上述报道，故芬太尼 5μg/kg 静脉注射后再静脉注射丙泊酚 0.8～1.2mg/kg 效果更好。同时丙泊酚对心血管系统有一定抑制作用，表现为血压下降、心率减慢，但能维持正常范围。丙泊酚对心率、动脉压的影响比等效剂量的硫喷妥钠弱，但作用强于硫喷妥钠，能有效抑制插管时的应激反应。

（2）麻醉维持：丙泊酚维持麻醉滴注开始量 140～200μg/（kg・min）；10min 后 100～140μg/（kg・min）：2h 后 80～120μg/（kg・min）；手术结束前 5～10min 停药。如用于心脏手术，则用芬太尼 20μg/kg 诱导后，以 6mg/（kg・h）输入丙泊酚，10min 后减为 3mg/（kg・h）维持。丙泊酚的血脑平衡时间短，更便于随手术刺激的强弱随时调整镇静强度。如果整个手术过程都需要镇静，可用丙泊酚持续滴入。而当术中需患者清醒与其合作或病情需要精确控制镇静深度时，随时停药或减量可迅速唤醒患者。这是其他镇静药所不能比拟的优点。

（3）镇静维持：在 ICU 用于镇静时开始 5min 滴注 5μg/（kg・min），每 5～10min 逐渐增加 5～10μg/（kg・min）直至达到镇静的目的。维持轻度镇静的滴速为 25～50μg/（kg・min），深度镇静为 50～75μg/（kg・min）。

（4）复合麻醉：丙泊酚问世以来已用于全凭静脉麻醉。如将丙泊酚与氯胺酮合用于全凭静脉麻醉，发现此种配伍能提供稳定的血流动力学状态，且患者不伴有噩梦及异常行为发生，因此认为丙泊酚能有效地减少氯胺酮的不良反应。此两种药用于全凭静脉麻醉是一种较理想的结合。

3. 注意事项

丙泊酚虽有许多优点，但应强调它有较强的呼吸抑制作用。因此，对使用丙泊酚的患者应进行 $SpO_2$ 监测，并由麻醉医生使用。另外，丙泊酚不应和任何治疗性药物或液体混用，可混于 5% 葡萄糖溶液中行静脉滴注。在清醒状态下做静脉注射时，为减轻注射部位疼痛，可于溶液中加入 1% 利多卡因溶液 1～2mL。

### （五）依托咪酯静脉麻醉

适应证：当患者有心血管疾病、反应性气道疾病，颅高压或合并多种疾病要求选用不良反应较少或对机体有利的诱导药物时，最适合选择依托咪酯，具有血流动力学稳定性。其主要用于危重患者的麻醉。诱导剂量 0.2 ~ 0.3mg/kg，可用到 0.6mg/kg，既无组胺释放，又不影响血流动力学和冠状动脉灌注压。当对心脏外科冠脉搭桥手术、瓣膜置换手术，冠心病患者、心脏电复律患者，神经外科手术、外伤患者体液容量状态不确定时，可用依托咪酯诱导。依托咪酯持续输注时，血流动力学稳定，可维持自主通气。

### （六）咪达唑仑静脉麻醉

咪达唑仑是常用的苯二氮䓬受体激动剂。其可用于术前镇静用药，以及区域麻醉或局部麻醉术中镇静和术后应用。其优点是抗焦虑、遗忘和提高局麻药致惊愕阈值。但咪达唑仑更适于麻醉诱导，用量 0.2mg/kg，老年患者咪达唑仑剂量宜小，要降低 20% 以上。若与阿片类药物或吸入性麻醉药合用，先 0.05 ~ 0.15mg/kg 诱导，再以 0.25 ~ 1mg/kg 速度持续输注，就足以使患者产生睡眠和遗忘作用，而且术毕可唤醒。注意事项：咪达唑仑主要问题是呼吸抑制，用于镇静或麻醉诱导时，可能发生术后遗忘及镇静过深或时间过长，可用氟马西尼拮抗。

### （七）右旋美托咪定

右旋美托咪定是高度选择性的 α 受体激动剂，具有镇静、催眠和镇痛作用。右旋美托咪定目前被批准用于短时间（< 24h）术后镇静。它主要作用于蓝斑的 $\alpha_2$ 受体，对呼吸影响小。右旋美托咪定对血压有双相作用：血药浓度较低时，平均血压降低；血药浓度较高时，血压则升高。心率和心排血量呈剂量依赖性降低。镇静时先给予负荷剂量 2.5 ~ 6.0μg/kg（超过 10min），然后以 0.1 ~ 1μg/（kg · min）输注。

### （八）阿片类静脉麻醉

自 20 世纪中叶大剂量吗啡静脉麻醉用于临床心脏手术以来，阿片类静脉麻醉引起普遍的重视。特别是其对心血管抑制极轻，镇痛效能显著，非常适宜于严重心功能不全患者的心脏手术。20 世纪末新型强效合成麻醉性镇痛药芬太尼静脉麻醉用于心脏手术，由于不良反应较吗啡少，且国内已能生产，因此迅速得以推广。近年来又有不少新型强效麻醉性镇痛药已陆续用于静脉麻醉。阿片类静脉麻醉由于肌肉紧张，术中又可能知晓及术后不遗忘，临床上多复合肌松药及镇静安定药，实际上也是静脉复合麻醉。有时也可复合吸入麻醉，明显地降低吸入麻醉药的 MAC。

1. 吗啡静脉麻醉

吗啡静脉麻醉主要指大剂量吗啡（0.5 ~ 3.0mg/kg）静脉注入进行麻醉。其突出的优点为对心肌抑制较轻，术中及术后镇痛效果很强，抑制呼吸效应，便于控制呼吸或应用呼吸机。其缺点除了有一般性阿片类静脉麻醉的缺点外，静脉注入过快，剂量大于 1mg/kg 容易出现周围血管阻力下降及释放组胺引起血压下降，虽持续时间不长，但对个别心功能不全患者可能引起危险，需及时输液或用缩血管药。注入过快也可能兴奋迷走神经，出现心动过缓，需用阿托品拮抗。另一个突出的缺点为剂量过大（多见于 1.5mg/kg 以上），注射后偶尔出现周围血管收缩，血压剧升，可能为代偿反应，促使去甲肾上腺素释放。且不能用追加吗啡剂量来降低血压，必须用恩氟烷或七氟烷吸入，静脉注射氯丙嗪或扩血管药来拮抗。此外，吗啡剂量超过 3mg/kg，术后常会引起暂时性精神失常、消化道功能紊乱及尿潴留等，所以，近年来已逐渐为芬太尼静脉麻醉所代替。

2. 芬太尼静脉麻醉

大剂量芬太尼静脉注入对血流动力学的影响多与剂量及心脏功能有关。睡眠剂量个体差异很大，常需要 6 ~ 40μg/kg，一般动脉压、肺动脉压及心排血量均不改变，术后 3 ~ 6h 即可苏醒。超过 3mg 可使心率变慢，但只轻度降低心排血量、血压、体血管阻力及增加每搏量。缺血性心脏病患者给予 20μg/kg 时可使平均压轻度下降。芬太尼 5μg/kg 静脉注射后再注射地西泮 10mg 可引起血压显著下降，主要是由于降低体血管阻力所引起，特别对心脏病患者更明显。同样，在芬太尼静脉麻醉后再给 NO 吸入，也可显著减少心排血量及增加体血管阻力、肺血管阻力及心率。且其机制不明，应予注意。总之，单纯芬太尼静脉注入对血流动力学影响不大，也不释放组胺及产生扩血管作用，更不抑制心肌。其还能降低心肌耗氧量。血浆中消除半衰期及维持时间也比吗啡短，遗忘作用及抗应激作用也比吗啡强，如全麻诱导时气管插管引起心动过速及高血压反应的发生率也远较吗啡为少。所以，近年来已取代吗啡麻醉。由于麻醉时间不但决定于芬太尼的药代动力学，而且决定于剂量、注药次数及与其他药的相互作用，如辅用咪达唑仑可增强及延长芬太尼抑制呼吸的时间，因此，麻醉设计时根据不同的病情及手术方法确定剂量及复合用药。

（1）适应证：与吗啡静脉麻醉适应证相类似。

（2）实施方法：①基本方法以 40 ~ 100μg/kg 静脉注射诱导，注入半量后即给泮库溴铵 0.08 ~ 0.12mg/kg，然后将余下芬太尼注入，进行气管插管。术中如出现瞳孔稍有变大、结膜或颜面充血、流泪、皱眉、微动或轻度血压上升、心排血量增加等麻醉变浅改变，应随时追加芬太尼及肌松药。肌松药也可用加拉碘铵或维库溴铵代替泮库溴铵。此法最适于体外循环下心内手术，特别对心功能不全的患者术后又需要用呼吸机辅助呼吸者。②芬太尼复合神经安定药静脉麻醉，一般芬太尼剂量可以显著减少，如先用咪达唑仑 2mg 静脉注射，再用芬太尼 10 ~ 30μg/kg 及琥珀胆碱或泮库溴铵静脉注射，进行气管插管，术中随时追加 1/3 ~ 1/2 剂量或吸入七氟烷、异氟烷。如心功能良好，成人可用 2.5% 硫喷妥钠溶液 5 ~ 10mL 代替咪达唑仑静脉注射。心功能不全者应以羟丁酸钠 40 ~ 60mg/kg 代替地西泮。③辅助其他全身麻醉，早在 20 世纪中叶已有 NO 全身麻醉时补充静脉注射芬太尼的报道，目前广泛应用的吸入麻醉药如氟烷、七氟烷等镇痛效果稍差，更常辅用小剂量芬太尼 0.1 ~ 0.2mg 静脉注射。各种静脉复合麻醉也常补充芬太尼 0.1 ~ 0.3mg。由于对呼吸抑制程度个体差异很大，所以术中应注意呼吸管理，术后也应注意呼吸恢复情况。

3. 阿芬太尼静脉麻醉

阿芬太尼能够迅速穿透脑组织，所以，阿芬太尼在血浆中的浓度比舒芬太尼和芬太尼稍高即可达到血浆和中枢神经系统的平衡。这种特性可以解释在应用镇静－催眠药前或与其同时应用，小剂量阿芬太尼 10 ~ 30μg/kg 静脉注射有效。阿芬太尼 25 ~ 50μg/kg 静脉注射和较小睡眠剂量的镇静催眠药伍用，常可有效预防喉镜检查及气管插管时明显的血流动力学刺激。对于短小手术，可通过阿芬太尼 0.5 ~ 2.0μg/（kg·min）输注或间断单次静脉注射 5 ~ 10μg/kg 补充应用。在同时应用强效吸入麻醉药的平衡麻醉中，相对较低的血浆阿芬太尼浓度可降低异氟烷 MAC50%。为避免残余的呼吸抑制作用，在手术结束前 15 ~ 30min，应减少阿芬太尼的输注或重复给药剂量。

4. 舒芬太尼静脉麻醉

其诱导更为迅速，在术中和术后能减轻或消除高血压发作，降低左室搏功、增加心排血量且血流动力学更稳定。舒芬太尼诱导剂量为 2 ~ 20μg/kg，可单次给药或在 2 ~ 10min 内输注。在大剂量用法中，舒芬太尼的总剂量为 15 ~ 30μg/kg。麻醉诱导期间大剂量阿片类药引起肌肉强直，可导致面罩通气困难。这表明用舒芬太尼 3μg/kg 进行麻醉诱导期间的通气困难是由于声门或声门以上的呼吸道关闭所致。

同时补充应用的药物可显著影响对舒芬太尼的需要。如对于行冠状动脉手术的患者，丙泊酚诱导剂量（1.5 ± 1）mg/kg 和总维持量（32 ± 12）mg/kg 可减少舒芬太尼诱导剂量（0.4 ± 0.2）μg/kg 和总维持量（32 ± 12）mg/kg。依托咪酯和阿片类药联合应用能提供满意的麻醉效果，且血流动力学波动较小。应用舒芬太尼 0.5 ~ 1.0μg/kg 和依托咪酯 0.1 ~ 0.2mg/kg 进行麻醉诱导能保持血流动力学稳定性。在平衡麻醉中，用舒芬太尼 1.0 ~ 2.0μg/（kg·h）持续输注维持麻醉，既保持了阿片类药麻醉的优点，又避免了术后阿片作用的延长。

5. 瑞芬太尼静脉麻醉

瑞芬太尼作用时间很短，为了维持阿片类药作用，应该在初始单次给药之前或即刻，即开始输注 0.1 ~ 1μg/（kg·min）。可有效抑制自主神经、血流动力学以及体对伤害性刺激的反应。瑞芬太尼麻醉后苏醒迅速，无不适，最具可预测性。

瑞芬太尼的应用使苏醒迅速，且无术后呼吸抑制。以（0.1 ± 0.05）μg/（kg・min）的速度输注，自主呼吸及反应性可恢复，且其镇痛作用可维持 10 ~ 15min。一项随机、双盲、安慰剂对照研究证实，在局部麻醉下进行手术的门诊患者，瑞芬太尼以 0.05 ~ 0.1μg/（kg・min）持续输注，同时单次给予咪达唑仑 2mg，可产生有效的镇静及镇痛作用。在开颅术中以瑞芬太尼（1μg/kg）静脉注射后继续以维持量 0.5μg/（kg・min）输注，复合丙泊酚及 66% 氧化亚氮应用，可提供满意的麻醉效果及稳定的血流动力学，且术后可迅速拔管。在瑞芬太尼麻醉苏醒期，应考虑到在麻醉苏醒前或即刻应用替代性镇痛治疗。有报道用瑞芬太尼麻醉做腹部大手术，在手术期应用吗啡 0.15mg/kg 或 0.25mg/kg 静脉注射，或芬太尼 0.15mg，并不能立即完全控制术后疼痛。氯胺酮 0.15mg/kg 静脉注射，维持 2μg/（kg・min）的应用，可以减少腹部手术中瑞芬太尼及术后吗啡的应用，且不增加不良反应的发生。

小剂量瑞芬太尼输注缓解术后疼痛也已取得成功。在腹部或胸部手术，应用丙泊酚 75μg/（kg・min）和瑞芬太尼 0.5 ~ 1.0μg/（kg・min）进行全身麻醉后，持续输注瑞芬太尼 0.05μg/（kg・min）或 0.1μg/（kg・min）可提供充分的术后镇痛。

## 二、静脉复合麻醉

任何一种静脉麻醉药都很难达到全身麻醉的基本要求，即神志消失、镇痛完全，不能用于长时间手术，会刺激血管引起疼痛及形成血栓，甚至还可出现过敏反应。但近年来静脉麻醉用药还出现了不少具有高选择性的强效镇痛药、速效催眠药、新型肌肉松弛药及各种抑制神经反射的神经阻滞药、神经节阻滞药，均可使麻醉者有可能充分利用各药的长处，减少其剂量，以补不足之处。这种同时或先后使用多种全麻药和辅助用药的方法统称为复合麻醉，也有称平衡麻醉或互补麻醉。所有麻醉用药全经静脉径路者，也可称为全凭静脉复合麻醉。

### （一）静脉复合麻醉药的选择及配方

静脉复合麻醉需要经静脉应用多种静脉麻醉药及辅助用药。静脉麻醉药进入静脉，不易迅速清除，停药后不像吸入麻醉药可经气道排出或迅速清出。因此，应选择短效、易排泄、无蓄积的静脉麻醉药，同时满足全麻 4 要素的基本原则。静脉复合麻醉的配方应该因人而异。要尽量少用混合溶液滴注，以避免因不同药代动力学的麻醉药出现不同的效应，致消失时间不同，从而使调节困难，容易混淆体征。或者持续滴注一种药物，再分次给其他药物较易控制。一旦出现不易解释的生命体征改变，首先应停止静脉麻醉用药，必要时可改吸入麻醉，以明确原因，便于处理。

### （二）静脉复合麻醉深度的掌握

静脉复合麻醉的麻醉深度已很难按常用的全麻分期体征进行判断。需根据药代动力学、药效动力学及剂量，结合意识、疼痛、肌松及血流动力反应分别调整相关用药。首先要熟悉各药的最低有效滴速（简称 MIR），即此滴速可使半数受试者对疼痛刺激有运动反应。切忌单纯加大肌松药剂量，掩盖疼痛反应及恢复知晓。并可因手术产生过度应激反应，使患者遭受极大痛苦。这种情况已屡见不鲜，应从中汲取教训。还要避免大量应用有蓄积作用的麻醉药，如长期应用硫喷妥钠或地西泮可使术后数天不醒。所以，麻醉者必须具备丰富的全麻经验及深知用药的作用时间。

### （三）静脉麻醉过程中的管理

静脉复合麻醉处理得当，对机体影响极小，但麻醉管理常不比吸入麻醉简单，处理不当，同样引起较严重并发症。首先，应用套管针穿刺静脉并保持静脉径路通畅。持续滴注时更应保持滴速稳定并避免输液过多。此外，应密切注意气道通畅及呼吸管理，并遵循吸入麻醉时应注意的事项。几种麻醉药复合应用还应注意交互作用，需依赖于麻醉者的经验、过硬的技术及扎实的基本功。

### （四）神经安定镇痛麻醉及强化麻醉

神经安定镇痛麻醉也是复合麻醉。其是法国学者拉波里提出一种麻醉方法，不但阻断大脑皮质，而且可以阻断某些外来侵袭引起机体的应激反应，如自主神经及内分泌引起的反应，并称之为“神经节阻滞”或“神经阻滞”，配合人工低温曾称之为“人工冬眠”，主要应用以吩噻嗪类为主的“神经阻滞剂”，即冬眠合剂。临床麻醉时并用神经阻滞剂，可增强大脑皮质及自主神经的抑制，所以称为强化麻醉。由于吩噻嗪类药对机体的作用机制过于广泛，对血流动力学影响又较大，常混临床体征及增加麻醉与麻醉后处理的困难。Janssen 提出神经安定镇痛术概念，并用于临床麻醉，也称神经安定麻醉。其主要用神经安定药及强效镇痛药合剂，使患者处于精神淡漠和无痛状态，20 世纪中叶开始应用依诺伐（氟哌利多、芬太尼合剂），迅速得以推广，也属于静脉复合麻醉范畴。

（1）强化麻醉主要应用吩噻嗪类药增强麻醉效应，使全麻诱导平稳，局麻患者舒适。

· 适应证：强化麻醉多适于精神紧张而施行局部麻醉的患者，尤其对甲状腺功能亢进症和颅脑手术时可降低代谢，还有促进降温的优点。应用东莨菪碱麻醉或氧化亚氮麻醉时，常采用强化麻醉，以增强其麻醉效果。

· 实施方法：主要用药为氯丙嗪 1mg/kg 或冬眠合剂 1 号（M1）即氯丙嗪 50mg、

异丙嗪 50mg 及哌替啶 100mg（共 6mL），也有用二氢麦角毒碱 0.9mg 代替氯丙嗪，称冬眠合剂 2 号（M2）。此外，还有乙酰丙嗪、二乙嗪等代替氯丙嗪者。一般多在麻醉前 1h 肌内注射或入手术室后麻醉前将合剂或氯丙嗪置于 250mL 5% 葡萄糖溶液中快速滴入或分次从滴壶内输入，然后再进行各种麻醉。

· 注意事项：①强化麻醉常使全麻患者术后苏醒迟缓，而且意识清醒后保护性反射又不能同时恢复。一旦出现呕吐，可能误吸而造成窒息的危险。此外，强化麻醉后过早地翻动患者，容易引起直立性低血压，从而增加麻醉后护理的困难，这也是近年来应用逐渐减少的原因。②由于强化麻醉后周围血管扩张，头部受压过久，易产生麻醉后头部包块，即局部水肿，继而脱发。因此，术中术后应不断变换头部位置，并对受压处给以按摩。③强化麻醉中氯丙嗪等用量，应不超过 2mg/kg。如麻醉失败或麻醉效果不确实时，应及时地改换麻醉方法，切不要盲目增加冬眠合剂用量而增加术后并发症或意外。④椎管内及硬膜外麻醉和腹腔神经丛阻滞时并用氯丙嗪等合剂，可使血压明显下降，偶尔遇到升压困难者，可造成死亡。主要由于氯丙嗪、乙酰丙嗪等具有抗肾上腺素作用，脊椎及硬膜外麻醉或腹腔神经丛阻滞可使交感神经阻滞，二者并用后一旦血压剧降，有可能使肾上腺素类药无效而出现意外。为安全起见，椎管内及硬膜外麻醉时禁用氯丙嗪等药。

（2）神经安定麻醉基本上类似强化麻醉，是增强麻醉效应的辅助措施，并能减少术后的恶心、呕吐等不适反应。

· 适应证：类似强化麻醉，更常作为复合麻醉中重要辅助用药，偶尔也可用于创伤或烧伤换药时的镇痛措施。有帕金森病（震颤麻痹症）、癫痫史者及甲状腺功能低下患者等禁用。

· 实施方法：麻醉时肌内注射或静脉注射神经安定类药及强效镇痛药，目前最常用的前者为氟哌利多 0.1 ~ 0.2mg/kg 或咪达唑仑 0.1 ~ 0.2mg/kg，后者为芬太尼 0.1 ~ 0.2mg 或喷他佐辛（镇痛新）30 ~ 60mg。也有用氟哌利多芬太尼合剂依诺伐，但复合麻醉中应用仍根据需要以分开静脉注射为合理，因为氟哌利多作用时间长，而芬太尼作用时间较短。

· 注意事项：芬太尼注入速度过快，偶尔出现胸腹壁肌肉硬引起呼吸抑制，则需用琥珀胆碱配合控制呼吸拮抗之。氟哌利多用量过大时，偶尔出现锥体外系反应，可经静脉注入异丙嗪 10mg 或氯丙嗪 5 ~ 10mg 即可制止，必要时可重复给予。术后适当应用哌替啶，常可起到预防作用。术后出现呼吸抑制或呼吸暂停，多为芬太尼用量过多，可用纳洛酮 0.2mg 静脉注入即可解除。

## 三、靶控输注静脉麻醉

近年来，随着计算机技术的飞速发展和其在临床医学中的广泛应用，麻醉技术也朝着更加安全、可靠，易于管理，可控精确的目标发展。靶控输注静脉麻醉就是“数字化麻醉管理”的典型代表。靶控输注的发展使静脉麻醉更加方便，易于控制。

### （一）靶控输注的概念及基本原理

靶控输注（TCI）是指将计算机与输液泵相连，根据以群体药代动力学、群体药效动力学参数编制的软件，通过直接控制“靶部位”——血浆或效应室的麻醉药物浓度，从而控制及调节麻醉深度的静脉输注方法。TCI 与传统用药方法最大的不同是不再以剂量为调整目标，而是直接调整浓度，使麻醉医师能像使用吸入麻醉药挥发器那样任意调节静脉麻醉药血药浓度成为可能。

TCI 的基本原理即 BET 方案根据药物的三室模型原理，为了迅速并准确维持拟达到的血药浓度，必须给予负荷剂量，同时持续输注从中央室消除的药物剂量并且加上向外周室转运的药物剂量，这就是著名的 BET 输注方案。很显然，如果按照上述 BET 给药模式来计算非常复杂，只能通过计算机模拟。计算机控制的药物输注能够成功地达到相对稳定的靶浓度，麻醉医师可以根据临床反应来增加或降低浓度。

### （二）TCI 系统的组成及分类

完整的 TCI 系统主要有以下几个组成部分。①药动学参数：已经证明正确的药物模型以及药动学参数。②控制单位：计算药物输注速度，如控制输注泵的软件和微处理器。③连接系统：用于控制单位和输注泵连接的设备。④用户界面：用于患者数据和靶控浓度（血浆或效应室浓度）的输入。

目前，大多数 TCI 系统仍处于临床实验阶段，主要原因在于，这些输注设备对输注药物没有进行统一的标准化设置。此外，提供 TCI 的输液泵种类和安全功能也有待进一步研究。由 Kenny 等设计的 Diprefusor 系统是首个面市的 TCI 系统，它是将计算机及其控制软件整合到输液泵的中央处理器，该系统结构紧凑、使用方便、可靠性高。但是，该系统仍具有一些缺陷：只能用于丙泊酚，不能用于 15 岁以下儿童，且只有一个适于年轻健康成年人的参数可以设定。

根据靶控部位的不同可以将 TCI 分为血浆 TCI 和效应室 TCI 两种模式。而根据是否依赖机体反馈信息还可将 TCI 系统分为开放环路系统和闭合环路系统。血浆 TCI 模式是以药物的血浆浓度为靶控目标的输注方法，开始给予一定的负荷量，当血浆计算浓度达到预定的靶浓度时即维持在这一浓度。效应室浓度随之逐渐升高，将迟滞一定时间（相对于血浆浓度）后最终与血浆浓度平衡一致。因其负荷量较小，循环波动较小，这种方法适合于平衡时间较短的药物，同时也适合于年老体弱的患者。而对于平衡时间长的药物则会导致诱导缓慢。效应室 TCI 模式则是以药物的效应室浓度为靶控目标的输注方法，给予负荷量后暂时停止输注，当血浆浓度与效应室浓度达到平衡一致时再开始维持输注。与血浆靶控相比，使用同一药物时平衡时间短、诱导快，负荷量较大而使循环波动较大，因此适合于年轻体健的患者。开放环路 TCI 是无反馈装置的靶控，仅由麻醉医师根据临床需要和患者生命体征的变化来设定和调节靶浓度。闭合环路 TCI 则通过一定反馈系统自动调节控制装置，根据反馈指标的变化自动调整输注剂量和速度。这样就提供了个体化的麻醉深度，克服了个体间在药代学和药效学上的差异，靶控目标换成了患者的药效反应而不是药物的浓度，最大限度地做到了按需给药，从而避免了药物过量或不足以及观察者的偏倚。例如通过脑电双频谱指数（BIS）指标来反馈调控丙泊酚的 TCI，是目前比较成熟的方法之一。在使用闭合环路 TCI 时要注意反馈指标是否真实、准确，不可盲目相信单一指标而忽略综合评估，避免由于干扰因素造成麻醉深度不当。

### （三）TCI 技术的临床应用

与传统的静脉麻醉技术相比，TCI 有如下优点：

（1）操作简单，易于控制、调整麻醉深度，安全、可靠；理论上能精确显示麻醉药物的血中或效应器（大脑）部位的浓度。

（2）提供平稳的麻醉，对循环和呼吸的良好控制，降低了麻醉意外和并发症。

（3）能预知患者的苏醒时间，降低术中知晓和麻醉后苏醒延迟的发生率。鉴于 TCI 的给药模式，最适合应用起效时间和消退时间均很短的药物，即 T1/2ke 和 TCS 值较小的药物。T1/2ke 是指恒速给药时，血浆和效应室浓度达平衡的时间（效应室药物浓度达到血浆浓度 50% 所需的时间），其意义是可以决定起效快慢。如果持续输注（或停止输注）5 个 T1/2ke，可以认为效应室的药物浓度达到稳态（或药物基本消除）。

时量相关半衰期 T1/2cs 是指维持某恒定血药浓度一定时间（血药浓度达稳态后）停止输注后，血药浓度（作用部位药物浓度）下降 50% 所需的时间。它不是定值，而是随输注剂量、时间的变化而变化。其意义是可以预测停药后的血药浓度。采用这两个参数较短的药物才能达到诱导、恢复都十分迅速的目的，又利于在麻醉过程中根据需要迅速调节麻醉深度，真正体现出 TCI 的特点。

目前临床使用的麻醉药物中，以瑞芬太尼和丙泊酚的药代动力学特性最为适合。其他药物如咪达唑仑、依托咪酯、舒芬太尼、阿芬太尼、芬太尼也可以用于 TCI，但其效果不如前二者。至于肌肉松弛药，由于其药效与血浆浓度关系并不密切，而且药代动力学并非典型的三室模型，因此，目前不主张使用 TCI 模式，而以肌松监测反馈调控输注模式为宜。

TCI 适用的手术种类：TCI 技术可以应用于目前大多数手术的临床麻醉。TCI 的特点是起效快、维持平稳且可控性好、恢复迅速彻底，因此更加适用于时间短而刺激强度大且变化迅速的手术，如支撑喉镜下手术、眼科手术、口腔科手术、腹腔镜检查及手术、气管镜检查及手术、胃镜检查、肠镜检查、胆管镜手术、门诊日间手术等。

TCI 临床应用的注意事项。

(1) 选择适合的患者和手术。

(2) 尽量选择 T1/2ke 和 T1/2cs 小的药物。

(3) 要结合患者的具体情况选择 TCI 模式（血浆靶控或效应室靶控）。

(4) 手术过程中不要以单一靶浓度维持，而应根据手术刺激强度和患者的反应来及时调节靶控浓度。

(5) 一定要从麻醉开始就使用靶控输注，而不要中途加用靶控输注（由于靴控输注有负荷量）。

(6) 靶控装置具有自动补偿功能（换药后可以自动补充换药期间的药量），不需要手动追加或增大靶浓度。

(7) 手术结束前根据手术进程和药物的 T1/2cs 选择停止输注的时机，不宜过早。

(8) 注意静脉通路的通畅和注射泵的工作状态，一旦静脉阻塞或注射泵有故障，患者会发生术中知晓。

## (四) TCI 系统性能的评估

计算机预期浓度与实际血药浓度的一致性反映了 TCI 系统的性能。影响系统性能的因素如下：

(1) 系统硬件，主要指输液泵的准确性。目前临床上大多数输液泵的机电化设计已经比较完善，因此来源于系统硬件的误差率很小。

(2) 系统软件主要指药代动力学模型数学化的精度。因为药代模型涉及极为烦琐的运算，运用计算机模拟运算则可以大大提高精确度，而且目前迅猛发展的计算机处理器已经完全可以精确到位。

(3) 药代动力学的变异性。这是影响 TCI 系统准确性的最主要来源，包括两个部分：一是所选择的药代模型本身有其局限性，表现为所使用的药代模型（如开放型三室模型）并不能说明药物在机体中的药代学特征，即使运用个体的药代学参数也不能对浓度进行准确的估计。虽然三室模型是 TCI 系统应用最为广泛的药代模型，但是也有其应用的局限性。如模型假设药物进入房室内即均匀分布，而事实上并非如此。个体的生物学变异性或患者生理状态的不同均能改变药代学特性，从而导致模型对浓度预测值的误差。二是 TCI 系统的药代参数只是对群体的平均估计，与个体实际的药代参数之间有着相当的差距。目前已证实生物学的差异性使 TCI 系统的误差不可能低于 20%。

由于缺少静脉麻醉药物浓度的快速测定方式，缺乏广泛接受的针对不同性别、年龄及生理状态的国人的药代模型和药代参数，以及缺乏对静脉麻醉药及阿片类药物敏感而可靠的药效学监测指标，目前的 TCI 仍有诸多不足之处。但其实现了麻醉药由经验用药到定量化用药的跨越，从而提高了麻醉质量及麻醉用药的安全性和合理性。随着计算机辅助麻醉的理论基础及相关知识的发展和进一步完善，TCI 的临床应用范围必将越来越广。

## 第二节　全身吸入麻醉

全身麻醉系指利用各种全身麻醉药的作用使人体中枢神经系统受到不规则地下行性抑制，导致意识消失的麻醉状态。这种中枢神经系统的抑制必须是可逆的，而且容易控制。所谓不规则地下行性抑制，主要因为延髓的抑制在脊髓之后，即下行性抑制的次序为首先抑制大脑皮质及意识中枢，其次抑制基底核及小脑，然后跳过延髓先自下而上地抑制脊髓，最后才抑制延髓。

### 一、全身麻醉四要素

按全身麻醉药进入体内的途径不同，可以分为吸入麻醉及非吸入麻醉，后者以静脉注入为主，称静脉麻醉，也有用肌内注射或直肠灌注达到全身麻醉状态或基础麻醉状态。在进行全麻的过程中，通常又分为麻醉诱导期和麻醉维持期。前者为使患者从清醒状态进入意识消失，达到外科手术期深度，此过程机体的生理改变较大。后者为持续保持所需要的麻醉深度，应尽量满足手术要求。

理想的全身麻醉必须在不严重干扰机体生理功能的情况下，具备满足手术的全麻 4 要素，即镇痛完善、意识消失、肌肉松弛及神经反射迟钝。

(1) 感觉阻断（镇痛完善）。全身麻醉的首要目的必须阻断感觉神经，保证手术无痛。可能阻断大脑皮质、下丘脑、皮质下丘脑核、脑感觉神经及眼外肌运动神经核。

(2) 意识阻断（意识消失）。意识消失是全身麻醉的另一个重要目的，使患者完全入睡或失去意识，免除手术中不良刺激及痛苦。这种过程往往由浅入深。如先使患者平静、无焦虑地失去紧张心理；继而镇静、困倦，失去惊恐感；然后嗜睡或浅睡，容易被唤醒；再进入深睡，但仍能被强刺激唤醒；记忆缺失；最后进入完全麻醉状态，可耐受各种刺激。如进一步加深到延髓抑制，则有生命危险。

(3) 运动神经阻断（肌肉松弛)。抑制大脑的运动区及传出冲动，并能进一步影响皮质下及椎体外束中枢所控制的肌张力及功能。对运动神经的阻断引起肌肉松弛，也包括对呼吸肌的松弛，但肋间肌多先麻痹，肌麻痹最晚出现，减轻时后者也最早恢复张力。

(4) 神经反射的阻断（反射迟钝)。对全身麻醉还要求抑制一些不良神经反射，如反射性呼吸道黏膜分泌、喉痉挛及支气管痉挛，又如内脏牵拉引起反射性血压下降、血管张力减低及心律失常等。

传统的乙醚麻醉具有上述 4 个要素，根据不同的手术要求调节不同的深度多能满足。但近年来对上述要素有特异选择性的药物不断问世，使麻醉深度的掌握更为灵活。如麻醉性镇痛药也能用于静脉麻醉，但对意识及肌松阻滞效应尚显不足。丙泊酚虽能使意识很快消失，却无镇痛及肌肉松弛效应。各种肌肉松弛药可使肌肉极度松弛，但不使意识消失，也无镇痛效应。同样，神经节阻滞药可以抑制部分神经反射，却不能影响其他三要素。正因为针对这些特定要素的药物的产生，临床麻醉若操作不当，则可出现术中知晓，内环境紊乱。以致在意识消失及肌肉松弛的掩盖下，手术创伤刺激的过度应激反应未能有效抑制，表现为代谢、循环及血流动力学紊乱，严重时可威胁患者生命。因此，现代麻醉利用多种麻醉药或辅助用药进行复合麻醉以达到 4 个要素的作用，首先必须熟悉各种药物对全麻基本要素的效应及药代动力学，才能选择最佳复合麻醉方案，尽可能减少对生理功能的影响，满足患者及手术的要求。

## 二、全身麻醉深度的判定

全身麻醉是通过吸入、静脉或其他给药方式，使患者的中枢神经系统活动减弱，从而产生可逆性的意识消失。在全麻过程中，全身麻醉药除了使患者意识消失外，还对患者的呼吸、循环等自主神经系统产生影响。全麻深度的判定就是根据患者意识消失的程度，以及运动和自主神经系统对外界刺激反应的程度，呼吸、循环功能的变化情况来分析判断。

早期的全麻深度分期是由 Guedel 于 1937 年创立的。这种分期法是以乙醚麻醉为基础进行判定的。多年来 Guedel 分期法一直被临床麻醉医师广为利用，其重要原因是乙醚作为一种主要的吸入麻醉药应用了多年，而且麻醉加深过程的体征便于人为分期。近年来，强效吸入麻醉药和静脉麻醉药的出现和使用，加之肌松药的广泛应用，使 Guedel 麻醉分期法的应用在很大程度上失去了其临床使用价值。尽管如此，Guedel 4 期分期法仍被认为是麻醉初学者应该掌握的基础内容。

Guedel 麻醉分期法是根据乙醚麻醉过程中患者的体征而进行全身麻醉的分期，将全身麻醉分为 4 期。

第 1 期（镇痛及遗忘期）：由麻醉开始至意识消失和睫毛反射消失。

第 2 期（入睡期又称兴奋期）：从患者意识消失至出现深而有规律的呼吸为止。

本期在静脉麻醉和应用卤素类吸入麻醉药时已不像乙醚麻醉时出现兴奋躁动，但机体仍处于极度敏感状态，手术刺激可以出现过度应激反应及各种反射活动。

第 3 期（外科麻醉期）：自规律的呼吸开始至呼吸麻痹为止，同时血压随着卤素类吸入麻醉药浓度的增高开始下降。该期在乙醚麻醉时根据呼吸运动又可分为 4 级，但目前肌松药普遍应用的情况下已很难用呼吸作为深度指标，多依靠血压、心率及给药剂量或浓度掌握麻醉深度，避免出现第 4 期。

第 4 期（延髓麻痹）：呼吸停止，同时出现循环衰竭，瞳孔散大，各种反射活动消失。现在临床中已应用包括电生理方法在内的多种技术进行麻醉深度的监测。

## 三、吸入麻醉

吸入麻醉是将挥发性麻醉药蒸汽或气体麻醉药吸入肺内，经肺泡进入体内循环，到达中枢神经系统发挥全身麻醉作用。停止吸入后大部分吸入麻醉药再经肺泡以原形呼出体外。在麻醉过程中肺泡、血液和组织间的麻醉气体始终保持着动态平衡，影响麻醉深度的关键是血液中麻醉气体分压的高低。当麻醉气体吸入和呼出浓度相等时，则麻醉深度恒定。通常麻醉诱导要求尽快完成，所以需要吸入较高浓度的麻醉药；麻醉维持则要求平稳，根据手术需要和患者情况调节合适的麻醉深度，以减少麻醉药对循环的抑制及脏器的损害，也可使患者在麻醉终了迅速苏醒。

又因吸入麻醉药多经肺脏排出，较少在体内代谢，所以较易控制麻醉深浅，特别是新型吸入麻醉药（地氟烷、七氟烷），作用快而苏醒也快，更使吸入麻醉得以在临床广泛应用。

### （一）吸入麻醉通气系统的分类

吸入麻醉通气系统的分类主要根据呼吸气体与大气相通程度、呼气再吸入量、有无贮气囊、$CO_2$ 吸收罐及导向活瓣等情况进行分类。开放式呼气完全不再吸入，呼气通向大气，所以呼吸阻力小，不易产生 CO 蓄积，特别适宜婴幼儿麻醉。但麻醉药消耗较多，手术室空气污染严重。密闭式呼出气体经 CO 吸收罐吸收 $CO_2$ 后，余气均被患者再吸收，包括呼出的麻醉气体可再吸入而不流失至大气中。同时有贮气囊及供新鲜气体（氧）和麻醉药的蒸发器形成密闭的麻醉环路。由于患者的呼气、吸气均在一个密闭的环路内进行交换，所以气体较为湿润，麻醉气体消耗较小，且很少污染室内空气。又因密闭环路容易进行间断正压通气，特别有利于开胸手术的呼吸功能维持。不足之处是自主呼吸时阻力较大，CO 吸收不全时易出现 CO 蓄积。开放式及半开放式呼气均通向大气，吸气主要由供气装置供给，由于活瓣的安置部位不同，呼气再吸入量也不一样，常用的有 Mapleson 各型环路及其变异型。所以，半开放式与半密闭式有时很难区别。半开放式气道易干燥，热量丧失多，麻醉气体较开放式消耗稍少。除了 Mapleson 环路部分为半密闭式外，多数全能麻醉机均配置半密闭式通气系统。且兼有 $CO_2$ 吸收罐，吸气全由麻醉环路供应新鲜气体，呼气部分排放于大气或排气管中。并用蒸发器精确调节吸入麻醉气体浓度，且能维持恒定，还可行自主呼吸或间断正压控制呼吸。麻醉药消耗较半开放式少。

总之，当新鲜气流量与呼出气吸收量相当时，呼出余气重复再吸入即为密闭式。如新鲜气流量大于呼气吸收量，小于每分钟通气量，呼出余气被患者再吸入，则为半密闭式。如新鲜气流量大于肺泡通气量，呼出气再吸入量可略而不计，即为半开放式。

### （二）吸入麻醉的方法

1. 开放滴给法

开放滴给法是把覆盖数层干纱布的金属网麻醉面罩放在患者口鼻部，然后将挥发性麻醉药滴在面罩的纱布上，让患者吸入挥发性麻醉药蒸汽以达到麻醉的目的。

通常多用乙醚滴给，其挥发速度与温度呈正比。在常温下，面罩内的乙醚蒸汽浓度与滴给速度呈正比，与面罩内的氧分压呈反比。当乙醚滴数超过 100 滴时，面罩内的乙醚浓度将超过 10%，氧气浓度就会降低，患者将发生缺氧。因此，小儿开放滴醚时应适当给氧。但氧气过多又可降低乙醚蒸汽分压而使麻醉诱导延退。所以常并用七氟烷滴给，以提高氧分压及缩短诱导时间。实施开放滴给法时首先要选择合适的金属网面罩和覆盖的纱布，2 岁以下覆盖 3 层纱布，2 岁以上用 4 ~ 6 层，成人 6 ~ 8 层。为了保护眼睛免受麻醉药侵蚀，应在眼睑下周及鼻根部涂抹凡士林，并贴上乳胶膜及纱布。然后放置麻醉面罩，麻醉医生左手持住面罩，右手持滴醚瓶或注射器向面罩中 1/3 处（相当于口鼻之间）点滴吸入麻醉药，待患者入睡后将其下颌托起，防止舌后坠，并迅速给药使患者进入外科手术期。一旦出现喉痉挛及呕吐时，应暂停给药，充分供氧。并使头低位偏向一侧，便于呕吐物离开声门外排。开放滴给法装置虽简单，但麻醉深度不易维持平稳，气道通畅较难保持，麻醉医生托下颌也较易疲劳，有时可用口咽通气道协助。由于麻醉药消耗较大，又严重污染空气，临床已极少应用。

2. 吹入法

本法是将含麻醉药的混合气体吹入患者的口咽或气管内，随吸气进入患者的肺内，呼出气体直接排放于大气中。

（1）口腔吹入法：将扁平的金属钩前端挂于患者口唇上（俗称口钩），经此管将麻醉混合气体吹入口腔内。此法常用于婴幼儿口内手术。学龄儿童或成人可经口通气道侧管吹入麻醉混合气体。

（2）鼻咽吹入法：经鼻导管将麻醉混合气体吹入患者的咽部。适用于不能张口的患者。经口腔或鼻腔盲探插管的患者可将一导管置于气管导管腔内，吹入麻醉混合气体维持麻醉，还有利于气管插管。

（3）支气管镜侧管吹入法：在支气管镜检查时，将麻醉混合气体从支气管镜侧孔吹入气管腔内。吹入法只能用于麻醉维持，需要先用开放滴给法诱导至3期，再用吹入法。吸入的麻醉混合气体被同时吸入的空气所稀释，其稀释程度取决于患者的潮气量和麻醉混合气体的流量。如潮气量小，吹入的麻醉混合气体越多，吸入的麻醉药浓度越高。本法装置简单，呼吸阻力和死腔也小。但吸入的麻醉药浓度不高，麻醉不易加深。且易发生呕吐，气道通畅不易保持。更不能进行呼吸管理，气道黏膜也易干燥，因此应用范围较小。

3. T型管法

T型管即金属制“T”字形管，其竖管接麻醉混合气体的送气管，横管一端接气管导管，另一端开放于大气中，并可附加一定长度（不超过20cm）的呼吸管。附加呼吸管长短及麻醉混合气体的流量决定有无大气吸入及呼气再吸入量。临床上麻醉混合气体流量应为患者每分通气量的2～3倍，附加呼吸管的容量应为潮气量的20%，既不发生大气吸入，也无呼气再吸入。气流量过低则可吸入大气。

在婴儿麻醉时，为了减少死腔，可用带侧孔的弯型管代替T型管。而小儿麻醉时不附加呼吸管有时不易加深麻醉。如在T型管竖管上接一薄膜气囊，可代替呼吸管的作用。在吸气时用手指代替活瓣堵塞T型管开放端，再挤压贮气囊，呼气时放松手指，还可进行辅助或控制呼吸。

T型管装置简单，没有活瓣，呼吸死腔及阻力极小特别适合于小儿麻醉，但此法需要高流量的麻醉混合气体，因而麻醉药耗量大，长时间麻醉易使气道干燥，并增加热量丧失。

4. 麦氏通气系统

按照新鲜气流、管道、面罩、贮气囊及呼气活瓣的安装位置不同，麦氏（Mapleson）将其分为6型，即麦氏A、B及C的呼气活瓣位于患者近端，而麦氏D、E、F的呼吸活瓣离患者较远管端。该系统均无CO吸收装置，CO蓄积程度决定于新鲜气流量、自主呼吸还是控制呼吸、环路结构及患者通气量。

（1）Mapleson A环路：Magill环路。患者自主吸气时吸入麻醉混合气体，不足部分由贮气囊供给，此时环路内为负压，单向呼气活瓣关闭，大气不能混入。呼气时由于气体先向螺纹管内逆行流入贮气囊，但当环路内压力上升到某种程度时呼气活瓣开放，呼气排放于大气中；这时呼气初期逆行进入螺纹管的呼气也被进入螺纹管的麻醉混合气流顶回，并从呼气活瓣排出。当气流量与患者每分通气量之比为0.71以上时，几乎没有呼气再吸入现象。另外，吸气时麻醉医生如用手指压住呼气活瓣，同时挤压贮气囊，还可行辅助或控制呼吸。控制呼吸时新鲜气流量应为每分通气量的3倍为宜，所以麻醉药消耗较大，空气污染严重。

（2）MaplesonB 及 C 环路：新鲜气流及呼气活瓣均靠近面罩，如新鲜气流大于每分通气量 2 倍，即可防止再吸入。

（3）MaplesonD 环路：相当于 T 型管的长呼气管，在末端加一贮气囊及呼气活瓣。现多改用同轴 Mapleson 环路。

（4）Bain 环路：同轴 MaplesonD 环路的双套管装置，在 500mL 容积的螺纹管中央置一根细导管至患者面罩端，由该管输送氧和麻醉气体进入环路内，螺纹管末端连贮气囊，其尾部开口较窄，以控制排气，或在贮气囊前安装呼气活瓣。另外，接贮气囊处也可以连接通气机。若患者体内产生 $CO_2$ 量正常，气流量可影响患者 $PaCO_2$。低气流量可导致高 $CO_2$ 血症，而高气流量又可导致低 $CO_2$ 血症。为了维持 $PaCO_2$ 于正常水平，应控制呼吸时气流量成人为 70mL/（kg·min）或小儿为 100mL/（kg·min），二者最低流量至少 3.5L/min；自主呼吸时，气流量应较控制呼吸时增加 50% 以上。而理想的气流量与每分通气量之比，在控制呼吸时应维持在 0.5，这就要求通气机的每分通气量至少是气流量的 1.5 倍（理想的是 2 倍）以上。

Bain 环路的优点是：结构简单、使用方便；可维持自主呼吸，也可进行控制呼吸；可使肺充分膨胀及控制患者 $PaCO_2$。尤其适用于 20kg 以下小儿麻醉，只需将贮气囊换成适当型号，即可用于不同年龄的婴幼儿。由于弹簧呼气活瓣存在 1 ~ 3cm $H_2O$ 的阻力，因此不适用于婴儿自主呼吸。为了防止气道干燥及热量丢失，小儿麻醉时可安装保温湿化器，使麻醉混合气体得以加温（不超过 32℃）及湿化。

（5）Lack 环路：也即 Mapleson 环路 A 的同轴环路装置，正好与 Bain 环路供气相反，新鲜气流由外套管供给，外套管容积应在 500mL 左右。呼出气可自中心内套管经呼气活瓣排出。简化了装置，也易于灭菌及重复应用，使呼气的阻力稍增加。缺点为气流量大，气道易干燥。

（6）MaplesonE 环路：Ayre T 型管的改良装置，即呼气臂改用螺纹管，加大了容积，没有活瓣，所以，新鲜气流量为每分通气量 3 倍时即可避免呼出气再吸入。

（7）Mapleson F 环路：Jackson–Rees 改良 Ayre T 型管装置，也无活瓣；但在呼气臂末端附一 500mL 的贮气囊，囊尾部开放于大气中。从 T 型管竖管中送入麻醉混合气体，每分钟流量应为患者通气量的 2 ~ 3 倍，即无呼气再吸入。如吸气时闭死贮气囊尾部同时挤压贮气囊，呼气时放松尾部开口，即可行辅助或控制呼吸。其优点为无活瓣，呼吸阻力小。也有在贮气囊尾部安装呼气活瓣，这时呼气的阻力稍增加。缺点为气流量大，气道易干燥。

5. 单向活瓣吸入法

单向活瓣类似 T 型管内安装单向呼气活瓣及吸气活瓣，使气流在单向活瓣中只能按单一方向流动。活瓣直接连接麻醉面罩或气管导管吸气侧装有贮气囊并与输送麻醉混合气体的管道相连。患者吸气时通过单向活瓣吸入麻醉混合气体，呼气时通过此活瓣直接排放于大气中，不再吸入。因此，肺泡内气体组成成分很快接近吸入气体的成分，这样可迅速地排除气道和肺泡内的氮气（除氮法），加速麻醉诱导。而停止给药，体内的麻醉药就可很快排出，减浅麻醉，迅速苏醒。

单向呼吸活瓣种类较多，常用的有滑动式活瓣。其优点为呼吸死腔和阻力较小，多用于婴幼儿，可进行辅助或控制呼吸。但长时间使用易致气道黏膜干燥和热量丧失。另外，呼气中的水蒸气或气管内分泌物等进入活瓣常使其滑动不灵活，增加呼吸阻力，甚至出现粘住不动的情况。另外，送气量过大可将活瓣冲向吸气侧而不能返回，如不及时缓解，则可造成肺泡过度膨胀，以致造成破裂、气胸等严重意外，不能不引起注意单向活瓣常接气管导管维持麻醉，并能保持自主呼吸，也可施行间断辅助呼吸。使用肌松药或开胸手术的患者，可行控制呼吸。

6. 密闭法通气系统

气流在密闭法装置中运行，吸气和呼气完全不与大气相通，患者呼气中的 $CO_2$ 由碱石灰吸收后与麻醉混合气体汇合全部被再吸入。根据气流运行的形式不同，又分为气流来回式（往复式）和气流循环式两种，但都必备二氧化碳吸收装置。

（1）来回式密闭法：来回式密闭法由 $CO_2$ 吸收罐和贮气囊组成，附有氧气或麻醉混合气体的连接管及调节贮气囊容量的活门。当与密闭面罩或气管导管衔接并通入氧气时，患者呼气通过 $CO_2$ 吸收罐进入贮气囊，吸气时再通过 $CO_2$ 吸收罐吸入贮气囊内的混合气体及新补充的麻醉混合气体，这样呼气中的 $CO_2$ 经来回二次吸收，当贮气囊内气体过多时可从活门放出。来回式吸收 $CO_2$ 效率高，器械死腔和阻力小。但 $CO_2$ 吸收罐接近患者面部，妨碍头颈部手术，碱石灰粉末也易被吸入肺内。用前应先喷水将碱石灰湿润，并挤压贮气囊数次以吹出粉末，防止粉末吸入肺内。现已很少使用。

（2）循环式密闭法：循环式密闭法也由 $CO_2$ 吸收装置、贮气囊（或人工通气机衔接管）、吸气和呼气活瓣、蒸发器、两根螺纹管、三通接头等组成，并附有密闭面罩、压力调节阀（排气活门）、供氧装置等。患者呼气时吸气活瓣关闭，呼气沿呼气螺纹管经呼气活瓣进入 $CO_2$ 吸收罐再入贮气囊；吸气时呼气活瓣关闭，吸气活瓣开放，贮气囊内混合气体汇合新输入的麻醉混合气体经吸气螺纹管吸入肺内。气流在循环式装置中单向循环重复流动。蒸发器位于环路内在低流量时容易加深麻醉。蒸发器位于环路外在低流量时不易加深麻醉，多用于高流量半密闭法机械通气，并用精密蒸发器使麻醉药浓度恒定。

循环式密闭法的优点是吸入气体温度及湿度接近体内，不使气道黏膜干燥；因麻醉药重复吸入、耗量很少，且不污染室内空气；还便于施行辅助或控制呼吸。不足之处是自主呼吸时呼吸阻力较大，$CO_2$ 吸收不全时易产生 $CO_2$ 蓄积。

### （三）常用麻醉

麻醉机提供不同成分的混合性麻醉气体，如氧、氧化亚氮、空气和吸入性麻醉药蒸汽。这些气体进入呼吸环路，该环路可实现正压通气，并通过最大限度地减少二氧化碳重吸入或利用二氧化碳吸收装置以控制肺泡的二氧化碳分压。

1. 空气麻醉机

空气麻醉机类型很多，但结构大同小异。基本结构均有：①乙醚蒸发器，多为灯芯型表面蒸发器。②乙醚调节开关，可任意调节乙醚浓度，上海产 106 型的开关在正中位时乙醚浓度最高，如将开关顺时针旋转时则空气吸入量增多，而乙醚浓度逐渐降低，直至完全关闭，只能吸入空气；如将开关逆时针旋转时则可进入氧气，乙醚浓度逐渐降低直至消失，同时空气入口被关闭，只吸氧气，因此需供给足量的氧气流量才能满足通气量。③折叠风箱，可用作辅助或控制呼吸。④螺纹管。⑤单向活瓣等。

空气麻醉机携带轻便，使用方便，特别是缺少氧气供应时也可使用，所以适合战时野外应用。可行辅助或控制呼吸，能满足开胸等各种手术的需要和呼吸管理。但乙醚蒸汽浓度较低，只能用于麻醉维持，乙醚耗量也大，且污染室内空气。

（1）实施方法：麻醉诱导后，将空气麻醉机与密闭面罩或气管导管衔接。麻醉维持时，先将风箱拉起，当患者吸气时，乙醚蒸汽和风箱中的氧或空气经吸气活瓣吸入肺内；呼气时经呼气活瓣排出体外。需要进行辅助或控制呼吸时，可拉起及压下折叠风箱。用乙醚调节开关调整患者麻醉深度。

（2）注意事项：使用前必须检查呼吸活瓣是否灵活；在无氧气情况下，切忌将空气入口关闭，以免造成通气不足；添加乙醚时不要超过刻度；呼吸阻力稍大，小儿麻醉时应给予辅助呼吸，成人也应间断辅助呼吸以保证足够的通气量。战时应用须改用非易燃性麻醉药，勿使麻醉过深。

2. 直流式麻醉机

直流式麻醉机由高压氧气衔接头、流量表及气泡式蒸发器串联组成。此装置能供氧或氧和挥发性麻醉药的混合气体。输出接头用橡胶管与 T 型管或其他麻醉装置连接就能进行麻醉。调节蒸发器开关即能控制麻醉深度。常用的麻醉装置有：①吹入法装置。②单向呼吸活瓣吸入装置。③ T 型管。④ T 型管改良装置。⑤来回式密闭麻醉机等。

3. 循环密闭式麻醉机

（1）结构：循环密闭式麻醉机种类繁多、形状各异，但结构原理基本一致，基本结构已如前述。现代麻醉机除附有人工通气机外，还可装备气道内压力表、呼气流量表、气道压力和断氧等报警器，以及废气清除管等。

（2）实施方法：麻醉前先接通气源即氧气，检查呼吸活瓣是否灵活，循环环路有无漏气，安装 $CO_2$ 吸收罐并检查碱石灰是否失效等。循环密闭法麻醉：全麻诱导前先将机内氮气排出，然后麻醉医生将密闭面罩置于患者口鼻部，左手压住面罩并托起下颌，右手握贮气囊随患者自主呼吸稍加辅助，每呼吸 4～5 次，排空贮气囊一次，再充满氧气，反复 2～3 次即洗出体内氮气。排氮后逐渐开启麻醉蒸发器调节开关，吸入麻醉气体，或配合静脉麻醉药及肌松药进行气管插管，再与气管导管衔接。麻醉医生手握贮气囊随时可以进行辅助或控制呼吸。循环式密闭法装置应注意：由于阻力稍大，应间断给以辅助或控制呼吸；精密蒸发器的调节开关有精确的浓度刻度，但一般蒸发器的调节开关的刻度只标明开口大小而不代表浓度，故应间断开闭，切忌持续开放造成麻醉过深意外。

半密闭法吸入麻醉：可用氧 – 氧化亚氮氧 – 氧化亚氮挥发性麻醉药及氧 – 挥发性麻醉药等配方进行各种吸入麻醉。实施时应开启半密闭活瓣，关闭或不关闭 $CO_2$ 吸收罐。如能安置专用精密蒸发器，可调节所需麻醉药蒸汽浓度恒定吸入。

供氧或人工通气：现代麻醉机多可用手法人工通气，或附有人工通气机，在静脉麻醉时，也可接循环密闭式麻醉机供氧及进行辅助或控制呼吸。麻醉维持尽量避免用 100% 纯氧，以免术后发生吸收性肺萎陷。

4. 麻醉机附属装置

（1）气源：包括储气筒、减压阀及流量表。

储气筒：耐高压的钢筒。分别储存氧、氧化亚氮或二氧化碳。其筒内压力由高压表显示，即 kg/cm。例如氧气筒充满气体时达 130～150kg/cm。而氧化亚氮是以液体形式储存，其压力一般为 40～60kg/cm。

减压阀：高压气流必须经过减压后方能供麻醉机使用。麻醉用减压阀常在高压表内，并置安全阀，使导出的气体压力一般为 3.5kg/cm（2.0～7.0kg/cm）。流量表：显示每分钟气体流量，一般以 L/min 标计。最常用浮旋表。其流量数值以倒锥浮旋标锥底或球旋标所指向的玻璃管刻度读出，误差约在 2% 以下。此外有水柱表、滑行表、浮柱表及弹簧钢丝盘表等。

中心供气方式：将液氧、压缩空气或氧化亚氮的大型储气筒集中放置在手术室外中心气体站，并列连接通过减压阀后用管道输送到手术室内。为防止接错，应配置各种气体专用接口以及不同颜色的麻醉机气源连接管道。管道内压经常维持在 3.5kg/cm，也有采用空气压缩机代替压缩空气筒。

注意事项：①高压氧气筒开关、高压表、流量表及麻醉机开关绝对不可涂油，以防爆炸。②开启高压氧气筒前必须先关闭流量表开关，开启时应使开关或高压表等面向无人处，以防万一发生故障，阀栓冲出伤人。③用毕一定要关闭气源开关，否则漏气浪费或使高压表失灵。④中心供气应注意供气压力，压力过高或过低均可使麻醉机发生故障。

（2）蒸发器：也称挥发罐。最简易的即为表面型蒸发器，气体直接通过挥发性吸入麻醉药液面或液面下，使麻醉药挥发的蒸汽一起被患者吸入。理想的蒸发器要求制成不受各种因素影响而能经常产生恒定浓度的麻醉药蒸汽。而实际的汽化效率常受挥发性麻醉药液的温度、液气接触面积及气流量所左右。根据蒸发器在麻醉机环路位置的不同，分为环路内蒸发器和环路外蒸发器。前者蒸发浓度与患者通气量和蒸发器开关开启时间呈正比，因此只能间断开放，且浓度不十分准确。后者由专用的输氧管从一端通入蒸发器，一部分氧气作为载气携带麻醉药蒸汽从另一端送入麻醉环路，因而少受通气量的影响，能够准确调节浓度并维持恒定。现代蒸发器只对专一的麻醉药定标，并有专用的加药器以防加药失误，如氟烷蒸发器、恩氟烷蒸发器、异氟烷蒸发器、七氟烷蒸发器和地氟烷蒸发器。其中地氟烷蒸发器是加热型，并具有气体加压，以补偿该麻醉药相对较高的蒸汽压和高浓度蒸发时的过度冷却。

（3）二氧化碳吸收装置：$CO_2$ 吸收装置是循环式密闭法麻醉所不可缺少的关键设备。现多用圆形塑料制的 $CO_2$ 吸收罐，其容量大小相当于成人潮气量的单层罐（一段式）或 2～3L 的 2～3 层罐（多段式）。内装 $CO_2$ 吸收剂，几乎全部使用碱石灰。最为常用的是氢氧化钠碱石灰（钠石灰），是氢氧化钠（5%）、氢氧化钙（80%）和硅酸盐等加适量水分（15%）所组成。此外，还有钡石灰和钙石灰。钡石灰由 20% 氢氧化钠和 80% 氢氧化钙组成，有时还含有少量氢氧化钾，其 $CO_2$ 吸收能力优于钠石灰。而钙石灰是较新的二氧化碳吸收剂，主要由氢氧化钙和氯化钙组成，其最大的优点是不含氢氧化钠和氢氧化钾，有利于减少一氧化碳和复合物 A 的生成，但是价格较贵。吸收剂颗粒大小以每平方厘米 4～8 粒为宜，颗粒过大，接触面积小影响吸收效果，颗粒过小影响通气，增加呼吸阻力。碱石灰吸收 $CO_2$ 时的化学反应方程式如下：

$CO_2+H_2O \rightarrow H_2CO_3$。

$2H_2CO_3+2NaOH+Ca(OH)_2 \rightarrow Na_2CO_3+CaCO_3+4H_2O$。

上述化学反应进行非常迅速，呼出气体中的 $CO_2$ 只要与碱石灰接触立即被吸收。同时产生很大热量，使碱石灰罐温度升高。结果 Ca(OH) 变成 $CaCO_3$，使碱石灰变硬，吸收 $CO_2$ 能力下降。由于吸收 $CO_2$ 时的放热反应，故一般可根据碱石灰罐的发热情况判断其吸收 $CO_2$ 的性能。碱石灰恢复吸收 $CO_2$ 功能的反应如下列方程式。

$Na_2CO_3+Ca(OH)_2 \rightarrow 2NaOH+CaCO_3$。

此种反应比较缓慢。为了充分散热或冷却，一般根据碱石灰质量每 30～240min 更换一次。碱石灰有效时间也根据质量可连续 4～8h 以上。

一般碱石灰都加着色 pH 指示剂，吸收 $CO_2$ 后颜色变浅或变白色，质地变硬，吸收 $CO_2$ 的能力显著下降或消失。4～8 筛目的碱石灰充满 $CO_2$，吸收罐时，一般与罐壁相接的地方阻力低，因此气流沿罐壁通过（层流现象），外层碱石灰先被消耗，而中心部未充分利用。现将碱石灰罐增大，碱石灰量也增至潮气量的 2～3 倍，或用多段式吸收罐来避免层流现象。应用碱石灰应注意：①碱石灰装罐前必须认真筛净粉末，以免吸入肺内诱发肺水肿或支气管痉挛。② $CO_2$ 吸收罐必须装满碱石灰，以减少器械死腔量。③ $CO_2$ 吸收罐过热时，应及时更换并行降温处理。④碱石灰失效时应及时更换，以免造成 $CO_2$ 蓄积。

七氟烷与 $CO_2$，吸收剂可发生反应，产生降解产物，主要是复合物 A。影响因素有应用低流量麻醉、使用钡石灰而不是钠石灰、呼吸环路中七氟烷浓度过高、吸收剂温度过高等。但临床使用浓度范围的七氟烷尚未发现对人有明显的毒性。另外，干燥的钠石灰和熟石灰可将吸入性麻醉药降解为有临床意义浓度的 $CO_2$，使血中碳氧血红蛋白浓度明显升高。若吸收剂和麻醉药接触时间延长，或吸收剂停止使用 2 天以上（尤其在周末以后），更易发生 $CO_2$ 中毒，应引起注意。

（4）麻醉废气的处理：开放式、半开放式或半密闭式吸入麻醉时部分或全部带有挥发性麻醉药蒸汽或气体麻醉药排放于大气中，污染室内空气，危害医务人员的身体健康，需要加以处理。

吸引排放法：使用开放法或半开放法、半密闭法麻醉时，应安置呼出气体管道接吸引装置或排气泵等，将排出的带麻醉药的气体引出室外。

吸附装置：在半密闭式排气口安置吸附装置，如活性炭可吸附呼出的挥发性麻醉药蒸汽达 99.9%。而氧化亚氮则不能被吸附。在夜间被吸附的挥发性麻醉药蒸汽还可能分离出来。冷却凝集法：将呼出的挥发性麻醉药蒸汽收集在一降温的容器内，当温度降至 -90℃时，挥发性麻醉药则液化成液体而被收集起来。

## （四）低流量密闭麻醉的基本原理

低流量密闭麻醉（LFCA）是指采用循环密闭环路下新鲜气流量不超过 1L/min（通常 $>$ 500mL/min）。优点主要有麻醉平稳，麻醉用药量少，降低医疗费用；减少手术室内及大气环境污染；更好地掌握吸入麻醉相关理论及麻醉机、监护仪器的使用等。近年来，由于新型吸入性麻醉药的价格昂贵、麻醉机及监测仪器的进展，密闭式低流量麻醉重新被人们所重视，尤其 Lowe 提出了完整的吸入麻醉药的摄取、分布理论，已发展到可按麻醉药剂量调节麻醉深浅。因此，首先需要复习低流量密闭麻醉有关的基本原理。

1. Brody 体重 $kg^{3/4}$ 法则

由于机体代谢所需血、气量与体重成正比，因此按千克体重的 3/4 指数可求得血、气生理参数，有利于麻醉时参考，现举例如下：

每分钟氧耗量（$VO_2$）= 体重 $kg^{3/4} \times 10mL/min$

每分钟 $CO_2$ 产生量（$VO_2$）= 体重 $kg^{3/4} \times 8mL/min$

心排血量（Q）= 体重 $kg^{3/4} \times 200mL/min$

每分钟肺泡通气量（VA）= 体重 $kg^{3/4} \times 160mL/min$（保持肺泡 $CO_2$ 浓度在 5%）

为了快速及简化计算方法，Lee 提出以下公式：

体重 $kg^{3/4} \approx 0.3$ 体重 $kg^{3/4} \times 60+3$

方便了计算，且数值非常近似。例如，体重 60kg 患者的生理参数计算如下：

$VO_2$=（0.3×60+3）×10=21×10=210（mL/min）

$VCO_2$=（0.3×60+3）×8=21×8=168（mL/min）

Q=（0.3×60+3）×200=21×200=4200（mL/min）

VA=（0.3×60+3）×160=21×160=3360（mL/min）

2. 时间平方根摄取法则

近年 Lowe 研究发现，人体对 1.3MAC 氟烷、恩氟烷、甲氧氟烷、异氟烷、乙醚和 65%$N_2O$ 的摄取率与时间平方根成反比，其累积所需剂量与时间平方根成正比。又证明各药的摄取率还与 MAC、血 / 气分配系数及心排血量成正比。如动脉血药浓度恒定，在麻醉诱导后 7min 时的摄取率等于该时各器官摄取之和，计算公式如下：

$Q_{AN}$（气体）$=C_a \times Q \times t^{-1/2}$ mL/min$=C_A \times \lambda_{B/G} \times Q \times t^{-1/2}$

由于 $C_a \times Q$ 是每分钟动脉运送麻醉药剂量，也是很重要的参数。

累积剂量（$Q_{AN}$）在 t 分钟时相当于摄取率的积分。

$\int_0^t C \cdot Q \cdot t^{-1/2} dt=2C \cdot Q \cdot t^{-1/2}+C$（C 为常数）

$Q_{AN}$（气体）$=2C_n \cdot Q \cdot t^{-1/2}$（mL）

即累积剂量（$Q_{AN}$）气体等于 2 倍每分钟动脉运输量乘以时间平方根。如挥发性麻醉药按液体计量，则应除以每毫升液体的蒸汽量。

## （五）低流量密闭麻醉的应用方法

1. 蒸发器的选择

（1）专药蒸发器：在中高流量供气时可以提供较正确的麻醉药浓度，但在密闭式小流量麻醉时，即气流量在 1L/min 以下时，专药蒸发器释出浓度则明显低下，气流量越小，实际吸入气浓度与蒸发罐标示浓度的差距越大，甚至相差一半左右。低流量密闭麻醉使用的蒸发器应能在 200mL/min 甚至更低的流量下使用。

（2）注射式蒸发器：即在密闭环路呼出端（环路内）接一个倒“T”形金属或塑料蒸发管，挥发性麻醉药自其侧管注入，使蒸汽均匀地挥发至整个密闭环路内。可随剂量迅速调整麻醉药浓度。也可用微量泵持续注入，避免间断向环路内注药，麻醉药浓度波动较大，从而维持较恒定的麻醉深度，是经济实用的蒸发器。一般用 20mL 注射器即可满足正常手术时间的需要。注射器应有醒目标志，注明系非静脉注射用药。

2. 麻醉前的准备

麻醉用具安置及检查应首先安置 $CO_2$，吸收罐，钠石灰应含 15% 水分，否则可降

低吸收 $CO_2$ 效应，且可吸收大量挥发性麻醉药。当钠石灰被呼出气水蒸汽湿化，又可释放吸收的麻醉药。同时应充气检查环路是否密闭，有否漏气，活瓣开闭是否灵活。如应用 $N_2O$ 密闭麻醉，必须安置脉搏氧饱和度仪，并检查 $N_2O$ 流量表与氧流量表流量是否正确。

3. 麻醉期间的监测

应用低流量麻醉时，除了常规监测 ECG、BP 及 $SpO_2$，外，还应监测以下参数：

（1）氧浓度：包括吸入、呼出气中的氧浓度。

（2）通气量：包括潮气量和每分通气量，有助于了解环路的泄露情况。

（3）$CO_2$：通过二氧化碳波形图监测呼气末和吸入气中 $CO_2$ 浓度，特别是吸入气中的 $CO_2$ 浓度可反映通气量是否足够、有无重复吸入、$CO_2$ 吸收剂是否失效等。

（4）麻醉气体浓度：可防止过量注入麻醉药而浓度过高抑制循环功能，从而导致预计单位量大于实际摄取量而造成的麻醉过深。

（5）气道压。

4. $N_2O$ 低流量密闭麻醉的应用

$N_2O$ 吸入麻醉通常多应用半密闭式，维持氧浓度在 35% 以上较为安全，但对手术室内空气污染较重。因而近年又开始应用密闭式麻醉。诱导前必须用纯氧 6 ~ 10L/min 去氮 3 ~ 15min，然后用 100%$N_2O_5$ ~ 8L/min 半密闭吸入直至呼气末氧浓度降至 0.3 ~ 0.4 再开始给氧，给氧量不应少于氧耗量（VO）。$N_2O$ 量按 Lowe 时间平方根公式，第一分钟给摄取单位剂量，间隔 1（0 ~ 12）、3（12 ~ 22）、5（22 ~ 32）min，每分钟应给以 1/3 单位剂量，9min 以后，间隔 7（32 ~ 42）min，每分钟应给 1/7 单位剂量，间隔 9（42 ~ 52）min 应给 1/9 单位剂量，以此类推。总之，$N_2O$ 密闭麻醉必须有氧浓度或脉搏氧饱和度仪监测。

5. 挥发性麻醉药注入法的应用

循环密闭环路内注入挥发性麻醉药要求蒸发器简单，按照 Lowe 时间平方根给药原则，结合患者血压、血氧变化间断或持续滴入给药，是较有效而实用的方法，如能配备麻醉气体分析仪，则更能安全地掌握麻醉深度。

通常在前 9min 内需以每次 0.5mL 左右间断给药达 4 个单位剂量，以后每一时间平方根间隔分次给 1 个单位剂量。实际应用时开始 25min 内的应用剂量很不稳定，常超过或少于单位剂量，可能与麻醉诱导方法不同，影响心排血量有关。如并用 65%$N_2O$，则受第二气体定律影响，增强挥发性麻醉药效应，甚至使后者单位剂量减半。

常规快速诱导插管，给氧流量 250mL/min 控制呼吸，再用注射法维持麻醉，则除了第一分钟给药量大于单位剂量外，维持相同肺泡气吸入麻醉药浓度在前 25min 剂量小于单位剂量，恐与静脉复合用药抑制心排血量有关。25min 后时间平方根间隙给予吸入麻醉药的单位剂量均趋于一致。如维持肺泡气 1% 恩氟烷浓度需单位剂量约为 0.8mL/m，维持 1.5% 恩氟烷需 1.2mL/m，维持 2% 恩氟烷需 1.5mL/m，同样维持 1% 异氟烷浓度约需 0.7mL/m，维持 1.5% 七氟烷浓度约需 0.9mL/m，较 Lowe 计算公式稍多，但仍遵循时间平方根摄取法则。又按体表面积计量个体差异较以体重计量为小。

6. 借用乙醚蒸发瓶的应用

国内基层医院常借用乙醚蒸发瓶应用氟类麻醉药，由于浓度不易控制，又不稳定，易受液量及室温影响，如开蒸发瓶，人工呼吸 1 ~ 2 次即行关闭，麻醉药吸入及呼末浓度骤升，如恩氟烷分别达 3% ~ 6% 及 2% ~ 3%，旋即下降，5min 后吸入及呼末浓度即达平衡，降至 0.8% ~ 1.6%。所以应用时需不断开、闭蒸发瓶调节吸入麻醉药浓度。如不具备麻醉气体分析仪时，只能以平均血压为准，尽量维持在低于术前 1kPa 左右为宜。往往每次打开蒸发瓶呼吸 1 ~ 2 次即应关闭，根据呼末浓度或血压确定再次打开蒸发瓶。值得注意的是，蒸发瓶在环路内，呼出气水汽常凝结成水潜留在蒸发瓶内，常误认为麻醉药未蒸发完。但仔细观察可见麻醉药如油珠浮在水面上，应及时去除水分。如蒸发瓶在环路外，则密闭式低流量很难借用此蒸发瓶进行氟类麻醉药加深麻醉。建议改用环路内注射法。在战时野外手术或国内基层医院多用此法进行静－吸复合麻醉。

### （六）吸入麻醉中的异常情况

麻醉前准备不妥、麻醉操作不当或麻醉药及手术刺激都可引起麻醉意外或并发症，威胁患者生命。因此，麻醉医生在麻醉前必须熟悉病情，充分做好预防和应急准备，保证患者术中安全。麻醉中最常见的呼吸和循环紊乱及心跳呼吸骤停。

1. 呕吐与反流

呕吐与反流是全麻过程中常见的异常情况，由此所造成的误吸甚至窒息，后果极为严重。呕吐是呕吐中枢兴奋通过神经、肌肉的协同动作，将胃内容物排出。呕吐前常反复出现吞动作。反流为胃内容物受重力作用，或因腹内压增高，在无呕吐动作的情况下，胃内容逆流入咽喉腔，不易及时发现。呕吐的原因：①如乙醚麻醉在第 2 期末，兴奋呕吐中枢。②开放滴给时，咽下溶有乙醚的分泌物，刺激胃黏膜。③肠梗阻及饱食后创伤等患者和产妇等胃膨满状态下进行全麻。④缺氧和二氧化碳蓄积。④牵拉腹腔内脏等。

反流的原因：①麻醉中由于食管入口周围组织松弛或贲门阻力降低。②副交感神经紧张度增高的麻醉药如硫喷妥钠，使肠管蠕动亢进和贲门括约肌松弛。③密闭面罩正压给氧不当，使气流误入胃内。④胃肠减压管周围虹吸现象或挤压胃、食管等。

防止呕吐或反流引起误吸的措施：①麻醉前 12h 禁食，4h 禁水（急诊患者除外）。②气管内插入附套囊的气管导管。③麻醉诱导力求平稳，遇有吞动作或出现恶心时，应给予纯氧吸入。④对于肠梗阻或饱胃患者，为防止误吸，应先让饱胃患者自行诱发呕吐，准备好负压吸引装置，行清醒气管内插管最为安全。一般操作可在头平位下操作，也有主张用头高位防止反流，但由于腹内压增高仍可造成反流，这时食管入口正处于声门裂上方，反流物正好覆盖声门裂，更易造成误吸。⑤静脉诱导时，助手用示指紧紧按压环状软骨（Sellick 手法），可有效地压迫和阻塞食管，减少胃内容物被动反流的危险，并使声门后移，视野扩大，但不能防止主动呕吐。对饱胃患者，麻醉结束时应在完全清醒后，头低位情况下拔除气管导管。如过早拔管，需使患者侧卧或半俯卧位。

呕吐及反流的处理：全身麻醉下出现呕吐与反流时应立即采取头低位，使声门裂高于食管入口，胃内容物离开声门，留在鼻咽腔处。再把头偏向一侧，使大量胃内容物即从口角流出，吸净上呼吸道，然后行气管内插管。在正压通气前应充分洗净气管导管，以免将胃内容物压入远端气道。一旦误吸呕吐或反流的胃内液体或食物，即可造成严重窒息或误吸综合征。应进行支气管镜检查，将气道吸引干净，清除食物等异物。大量生理盐水灌洗并无益处。误吸血液，除非大量吸入，一般属良性。术后应严密观察，必要时机械通气治疗，监测脉搏氧饱和度、血气分析及复查胸片等。

2. 舌后坠

全身麻醉后咬肌松弛，或麻醉终了尚未清醒时下颌关节松弛，使舌根后坠阻塞咽喉通道，造成呼吸道完全或部分梗阻，必须及时纠正，托起下颌，或放置口咽通气道，防止舌根紧贴咽后壁。但浅麻醉下置口咽通气道易引起呕吐或喉痉挛，应予注意。

3. 分泌物过多

麻醉时分泌物过多可造成呼吸道不同程度的梗阻，出现鼾声，小儿尤为严重。所以，必须在麻醉前 30min 以前肌内注射适量阿托品，以抑制口腔及气管黏膜腺体分泌。急诊手术应经静脉注射阿托品。用量不足或注射后立即麻醉常是分泌物过多的原因。如麻醉中出现分泌物过多，尽量将头放低，使分泌物离开声门流至鼻咽腔，加深麻醉后再吸引清除。已行气管插管，也应及时吸除。当分泌物逐渐增加时，应静脉追加阿托品或其他抗碱药。

4. 喉痉挛

喉痉挛是功能性上呼吸道梗阻，也是麻醉下防止异物侵入气道的一种防御反射。其发生的原因均在麻醉过浅或由于硫喷妥钠等药物使咽喉部应激性增高的状态下，对咽喉部的直接刺激或对远隔部位的间接刺激引起。如寒冷的乙醚蒸汽吸入过快，分泌物、喉镜、口咽通气道或吸痰管等对咽喉的刺激，以及牵拉腹膜、胆囊、直肠或压迫腹腔神经丛等引起的神经反射等，都可引起喉痉挛。在缺氧及二氧化碳蓄积时，更容易诱发或加重喉痉挛。

喉痉挛的处理必须以预防为主，尽量避免上述导致喉痉挛的原因。临床剂量的阿托品根本不能有防止喉痉挛的作用。一旦发生喉痉挛，应立即停止刺激，根据其严重程度，分别给予处理。

轻度喉痉挛：吸气时声带紧张，声门裂变窄，发出高亢的喉鸣声（如笛鸣），在开放滴醚时较为常见，减缓滴醚或使分泌物离开声门，解除局部刺激，常可使喉痉挛缓解。反之，加重刺激则可发展成中度或严重喉痉挛。

中度喉痉挛：由于保护性反射，呼气时假声带也紧张，气流受阻而发出粗糙的喉鸣，在吸气时可有三凹体征和发绀，这时要立即解除原因，即在吸气时正压给氧，可有效地解除喉痉挛。但应注意将下颌托起，除外机械梗阻因素。

严重喉痉挛：咽喉部肌肉皆进入痉挛状态，声带、假声带和勺状会厌襞完全内收，使气道完全梗阻，可有三凹体征及严重发绀。此时正压呼吸难以奏效，应立刻静脉注射琥珀胆碱，正压面罩给氧或行气管插管。也可用16号针头进行环甲韧带穿刺或紧急气管切开。如在静脉注射硫喷妥钠时发生喉痉挛，应加快注入硫喷妥钠使呼吸停止，反可解除喉痉挛，同时做人工呼吸数分钟，即可恢复呼吸。总之，要分秒必争，稍有贻误即可危及生命。

5. 咳嗽与呛咳动作

咳嗽是一种防御反射。当意识存在时，咳嗽反射受上位中枢抑制，麻醉后，由于失去了上位中枢的抑制作用，使咳嗽的阈值降低，因此，气管内一些较弱的刺激，即可引起强烈的咳嗽。此外，巴比妥类静脉麻醉药使副交感神经紧张度增高，更易诱发咳嗽。诱导期寒冷的乙醚蒸汽或气管内分泌物的刺激均易引起咳嗽。浅麻醉下插入气管导管，由于气道散开，不能形成咳嗽，但仍可出现胸腹肌阵发性紧张类似咳嗽的动作，称为呛咳动作。浅麻醉下移动气管导管，手术直接刺激气管、肺门，吸痰管刺激隆突部位等，都可引起呛咳动作。连续咳嗽使胸腔内压上升，静脉回心血量减少，每搏量降低，同时肺通气量明显减少。因此，对心、肺功能较差的患者负担较大。反复咳嗽使气管分泌物积存于喉头，常成为诱发喉痉挛的原因，有时咳嗽与喉痉挛同时存在。

气道对异物刺激的感受性和耐力同异物停留的时间长短有密切关系，停留的时间越长，越增加耐力，所以，插管时虽产生呛咳动作，但插管后如不移动导管，2～3min后呛咳动作多可自行缓解。预防措施应劝患者麻醉前1～3周严格禁烟，尽量控制慢性支气管炎。避免用刺激性吸入麻醉药诱导，多用静脉麻醉加肌松药诱导，气管插管前辅用表面麻醉，静脉注射利多卡因50mg或芬太尼0.2mg，多可防止插管后的呛咳动作。

6. 惊厥

全身麻醉过程中，患者可能发生全身痉挛，最多见的原因是室温过高、缺氧及二氧化碳蓄积所致；患者合并发热、脱水及电解质紊乱，小儿在乙醚麻醉下体温升高，更易发生惊愕；此外，潜在有神经系统疾病（如脑膜炎、脑瘤或癫痫等）及局麻药过量中毒等也可引起惊愕。惊愕之前，多在颜面肌群先出现细小的痉挛，进而扩展到大肌群。惊愕可使循环障碍恶化、耗氧量增加，所以必须迅速去除原因同时要维持气道通畅，充分供氧；静脉注射硫喷妥钠、地西泮或琥珀胆碱控制惊愕；如使用乙醚或恩氟烷，应更换其他药物；对体温上升的患者应立即行体表冰袋等降温措施，以降低体温。

7. 呃逆

呃逆为膈肌不自主阵发性收缩，显著地影响通气及手术操作。麻醉及术中诱发的原因尚不完全清楚，手术时强烈牵拉内脏或直接刺激膈肌和膈神经，都可能发生呃逆。此外，用面罩正压人工呼吸时，大量气体压入胃内也可能出现呃逆。一旦出现顽固性呃逆时，全麻患者应减浅麻醉，用吸痰管刺激鼻黏膜或气管壁常可收效。加深麻醉有时也可使呃逆消失。也可静脉注射异丙嗪 25mg 或氯丙嗪 12.5mg 而见效。如用肌松药抑制呃逆使呼吸停止，进行控制呼吸，待呼吸恢复后多不再呃逆。无效时可反复用哌醋甲酯 20mg 静脉注射。清醒患者还可针刺天突、内关或用手指重压剑突下方，可收到良好效果。

8. 体温增高和降低

全麻药及神经阻滞药多能抑制体温调节中枢或周围神经，妨碍机体对体温的调节，容易受周围环境温度的影响。尤其小儿体温调节中枢发育不全，出汗较少，肌肉薄弱，体表面积又大，体温更易随环境温度变化而改变。老年人代谢率较低，常引起体温下降。麻醉中引起体温增高的因素，除了恶性高热极少见外，常见的多为手术室内温度和湿度过高，通常室温超过 28℃极易使体温升高，特别当无菌单覆盖过严，使体热不易散发；麻醉前用阿托品又可抑制出汗，开颅手术在下视丘附近操作，输血、输液反应等也可使体温升高。麻醉过浅、循环密闭法麻醉、二氧化碳蓄积以及患者术前有感染发热、脱水、甲状腺功能亢进、肾上腺皮质增生症和铬细胞瘤等，均为体温上升的因素。体温上升至 40℃以上常导致惊厥，处置不当也有致命危险。所以麻醉中必须严密监测体温，严格控制室内温度不得超过 25℃。一旦出现体温升高，即应用冰袋等物理降温措施降温。

体温降低的因素也因手术室温度过低，如在 20℃以下，全麻后极易产生体温下降及寒战，尤其新生儿及婴儿甚至降至 30℃而并发硬肿症。一般术野暴露范围过大，手术时间太长，皮肤消毒时酒精蒸发及肝移植无肝期都能使体温下降。开放吸入麻醉丧失热量较多，全身麻醉药及血管扩张药引起血管扩张，肌松药使肌肉松弛，大量输入低温库血，也能促使体温下降。体温下降后，吸入麻醉药肺泡气最低有效浓度（MAC）降低，麻醉易加深。体温过低也易引起术后苏醒延迟、呼吸抑制延长及增加肺并发症。因此，手术室室温在婴幼儿麻醉时应保持在 25℃左右，成人应在 22℃左右为宜。小儿麻醉及成人心血管等大手术中要进行体温监测。出现体温下降时，应用物理方法复温。

9. 恶性高热

恶性高热是指某些麻醉药激发的全身肌肉强直性收缩并发体温急剧上升及进行性循环衰竭的代谢亢进危象。国外的发病率为 1 ~ 1.6 ∶ 10 万，近年来，我国个案报道有逐渐增加的趋势，应引起重视。恶性高热的死亡率曾高达 73%，随着认识的提高，及早地进行有效治疗，可降到 28%。发病机制至今尚未完全清楚，一般认为多有恶性高热家族史及肌细胞存在遗传性生理缺陷，在某些麻醉用药触发下，肌浆网对钙离子易于释放而难于吸收，导致肌浆内钙离子急剧升高，使肌纤维呈持续性强直收缩，产生大量体热。由于肌代谢亢进，消耗大量 ATP，终致循环衰竭。所以，恶性高热并不是通常麻醉中发生的单纯体温升高，而是有一系列急剧严重的病理生理变化，且好发于青壮年。容易激发恶性高热的麻醉用药中最常见的为卤族麻醉药如氟烷、恩氟烷、异氟烷、地氟烷、七氟烷和去极化肌肉松弛药如琥珀胆碱等，还有噻嗪类如氯丙嗪和胺类局麻药如利多卡因、布比卡因等，也能激发恶性高热。

恶性高热的诊断除了根据所了解的家族史及麻醉用药外，其临床表现一般多有如下特征：术前体温正常，吸入卤族麻醉药及静脉注射去极化肌松药后，体温急剧上升，每数分钟升高 1℃，甚至高达 43℃。碱石灰发烫，皮肤斑状潮红、发热。②全身肌肉呈强直样收缩，上肢屈曲挛缩，下肢硬挺直，直至角弓反张。任何肌松药不但不能使强直减轻，反而使强直加重。③急性循环衰竭多表现为严重低血压、室性心律失常及肺水肿。④血清肌酸磷酸激酶（CPK）极度升高，并有肌红蛋白尿。离体肌肉碎片放入氟烷、琥珀胆碱、氯化钾或咖啡因溶液中呈收缩反应，即为阳性，约有 90% 的可靠性。此外，血气检查 $PaCO_2$，明显增高。pH 下降、BE 呈负值，说明有呼吸性及代谢性酸中毒，多可确诊。

对症治疗包括：①立即停止麻醉及手术，并用纯氧过度通气，如有可能，应更换麻醉机。②迅速用物理降温法（体表冰袋、体腔冰生理盐水或静脉注射冰生理盐水）降温。③积极纠正酸中毒，碳酸氢钠首次剂量为 2 ~ 4mmol/kg，随后根据血气分析结果调整剂量。④用正性变力性药维持血压，心律失常通常在解除恶性高热的高代谢相时即可缓解。⑤用强利尿药保护肾脏功能，尿量应维持在 2mL/（kg · h），以免肌红蛋白对肾小管的损害。⑥高钾血症可用胰岛素和葡萄糖纠正，但当高热发作被控制后可能发生低钾血症，钙剂应避免使用。

药物治疗：①丹曲林作用于横纹肌终板和肌纤维，抑制钙离子从肌浆网释放，又不影响其吸收，故使肌肉松弛。丹曲林首次静脉注射 3mg/kg，5 ~ 10min 重复一次，总量可达 10mg/kg，或将丹曲林 1000mg 溶解在 1000mL 甘露醇溶液中静脉滴入，直到肌强直收缩消失，高体温下降为止。这是已知的唯一特异性治疗恶性高热的方法。但药源困难，须按地区组织药源备用。②普鲁卡因胺 10 ~ 15mg/kg 静脉注射，5 ~ 10min

注完，有助于降低肌浆内钙离子浓度。也可将普鲁卡因胺溶于乳酸林格液中，以0.5～1mg/kg的速度静脉滴注，当肌强直和心律失常消失时即可停止静脉滴注，可惜效果很不显著。注意不能用利多卡因代替普鲁卡因胺。③地塞米松大剂量静脉注射，可能也有抑制麻醉药引起的肌强直及降温作用。

对家族成员发生过恶性高热的患者，以及其他恶性高热易感患者手术，应考虑局麻或区域麻醉，可用酯类局麻药普鲁卡因等进行阻滞，避免应用利多卡因和布比卡因。若选择全身麻醉，则应禁用强效吸入麻醉药及琥珀胆碱、氯胺酮、氯丙嗪，麻醉诱导和维持可选用巴比妥类药、苯二氮䓬类药、丙泊酚、麻醉性镇痛药及非去极化肌松药等。一般不主张用丹曲林预防易感患者发生恶性高热。

10. 燃烧和爆炸

麻醉期间，麻醉药发生燃烧和爆炸意外极为罕见，但一旦发生，则后果又非常严重，甚至可造成患者及医务人员伤亡、建筑物毁坏，因而必须提高警惕。具有燃烧和爆炸性质的麻醉药有环丙烷、乙烯和乙醚等，遇火可以燃烧和爆炸，前两药早已废用，乙醚临床上也几乎不再使用。氧气和氧化亚氮有助燃作用，在氧化亚氮中浓度很低的乙醚（1.5%～24% 在空气中为 1.9%～37%）可能发生燃烧，而在氧气中乙醚爆炸的浓度范围很广（2.1%～82%）。乙醚起火点为 182℃，作为手术室内可以点燃乙醚蒸汽的火源有明火、电热器热源、电火花及静电火花等。在预防措施上，尽可能避免使用易燃易爆的麻醉药，代之以静脉麻醉或非燃爆的吸入麻醉药，如恩氟烷、异氟烷或七氟烷等；必须使用乙醚时，要采取杜绝明火及电刀等电气设备，防爆电插头放在高处（乙醚蒸汽比重较空气重）；禁穿摩擦起静电火花的尼龙等化纤衣服及拖鞋；麻醉机螺纹管及贮气囊如为普通橡胶，易带静电，应以水冲湿，可减少静电；室内要通风、湿度保持在 50% 左右等措施，可以防止燃烧和爆炸，确保安全。手术室内应常备灭火器，$CO_2$ 和卤代烷（Halon）灭火器可用于各种火灾，且不像干粉灭火器可产生大量颗粒污染。电器发生失火时应注意拔掉电源插头。

## （七）吸入麻醉后的并发症

1. 肺部并发症

吸入麻醉后比较常见。麻醉中气管导管和吸痰管无菌操作不够严格，常致术后咳浓痰。此外，刺激性吸入麻醉药刺激黏膜分泌增加，加之气管黏膜纤毛运动被抑制，使分泌物排出困难造成支气管堵塞，均易促进肺内感染。麻醉后咳嗽反射恢复不全，分泌物不易咳出，甚至还可发生吸入性肺炎。可能发生的并发症有支气管炎、肺不张、肺炎和肺脓肿。支气管炎等多在麻醉后 48h 内发生。表现为刺激性咳嗽，偶尔轻度发热，一般采用抗生素治疗，多能迅速治愈。肺不张好发肺下叶，多在麻醉后 48h 发生，小范围症状多不明显，大范围可表现为呼吸困难，呼吸浅快、鼻翼煽动，发绀，气管向患侧移位，患侧反张呼吸，呼吸音减弱或消失，X线片可见纵隔移位和肺不张。一经诊断，应鼓励或诱发（用吸痰管刺激气管）咳嗽，以利于肺泡膨胀和咳出阻塞物，必要时用气管镜吸除分泌物，即可解除肺不张。同时加大抗生素用量，防止发生肺炎和肺脓肿。

为预防肺部并发症，术前禁烟2周；根治口内炎症及龋齿；对上呼吸道感染的患者最好不用吸入麻醉；痰量较多的“湿肺”患者，应选用支气管麻醉，并及时吸出气管内分泌物，尤其是气管内混有血液时，更应及时吸除。术后未清醒的患者应采取前倾半俯卧位，既保持呼吸道通畅，又防止误吸。清醒后的患者，给予适当的止痛药，防止创口剧痛影响咳嗽。在护理上勤翻身，鼓励患者咳嗽和深呼吸，以及协助排痰等措施，皆有利于避免肺部并发症的发生。此外，吸痰用具及气管导管灭菌及无菌操作极为重要。

2. 呕吐误吸

全麻恢复期也可能发生呕吐，尤其饱胃患者或开放滴醚麻醉时患者吞含乙醚的分泌物或空气，术后更易发生恶心、呕吐，并可能发生误吸窒息。特别是使用氯丙嗪常使咽喉反射恢复较意识恢复晚，更应警惕。所以，术后应采取半俯卧位，以防止误吸意外。

3. 舌后坠

麻醉恢复期或肌松药作用未全消失而使下颌关节松弛，可引起舌后坠造成呼吸道部分或完全梗阻，曾有因此造成致命后果者，不能不引起重视。所以术后必须及时发现和处理。如患者在半俯卧位，多不致发生舌后坠。

4. 兴奋、不安

乙醚、氯胺酮或东莨菪碱麻醉后可能出现兴奋、不安或精神症状，随着麻醉苏醒多可逐渐消失，个别需要用镇静药拮抗或用毒扁豆碱催醒。如麻醉后由于通气不足或弥散性缺氧导致严重低氧血症，也可出现兴奋不安，必须提高警惕、及时纠正。

## 第三节 眼科全身麻醉的进展

在眼科手术中，麻醉是比较重要的一个组成部分，与手术的顺利进行和术后恢复有着密不可分的联系。眼心反射（Oculocardiac Reflex，OCR）通常指的是在眼科手术操作的过程中，因为术者刺激、压迫眼眶或眼球，对眼外肌进行牵拉而导致的迷走神经中介的心律失常或心动过缓，其反射弧的传出支以心内神经节和迷走神经心支为主，而传入支则为三叉神经睫状短、长神经。通常情况下，在眼科手术中，与成人相比，儿童发生OCR的风险较高，严重的情况下，还会导致心率减慢、心脏骤停，危及患儿生命安全。所以在眼科手术中，选择一种合适的麻醉方法，使 OCR 发生率降低，预防不良事件，对改善患者预后有着极其重要的意义。

## 一、眼心反射的发生机制

在眼科手术中，OCR 是比较常见的一种并发症，因为心脏受迷走神经和交感神经双重支配，两者相互拮抗，即对交感神经进行刺激可以对心脏活动起到一定的促进作用，使迷走神经兴奋则能抑制窦房结，出现传导系统机能障碍，以心律失常、心动过缓等症状为主要表现，严重的情况下，还会诱发心脏停搏。而 OCR 的反射弧主要为：当刺激眼球组织时，经三叉神经眼支和睫状神经向第四脑室三叉神经的感觉主核传导，与核上皮质的神经纤维联合，传送刺激冲动至迷走神经核，在顺着迷走神经向心肌组织传送，对心跳进行抑制，从而导致心律失常。有研究发现，在眼科手术中，凡刺激咽部组织或眼球的诸多因素均可导致 OCR。有文献报道，在诸多眼科手术中，眼外肌牵拉的 OCR 发生率较高，其次为眶内加压、眼球压迫等。同时，除减慢脉率外，OCR 往往还合并心脏和呼吸功能转变，严重的情况下，还会导致患者死亡，具有较大的危害性。

## 二、麻醉方法

### （一）吸入麻醉诱导

近年来，随着现代医学技术的不断发展，喉罩的出现为临床呼吸管理和麻醉吸入给药提供了新思路。与面罩相比，喉罩与声门相接近，不容易受到上呼吸道解剖特点的影响，管理方便，安全性好。与气管插管比较，喉罩不容易损伤气管、喉头等，操作比较简单，不管是辅助或控制呼吸，或者自主呼吸，喉罩都可以应用，并且不容易刺激咽喉部，可减轻对循环功能的影响。通常情况下，因为小儿的生理解剖特点比较特殊，其外周静脉穿刺和固定难度较大，如果采用基础麻醉，往往会出现术后长时间睡眠或术中麻醉表浅的情况，不利于手术的顺利进行。在小儿眼科手术中，给予吸入麻醉诱导，可以获得较好的麻醉效果，使 OCR 的发生率降低，并且术毕后停止吸入麻醉剂，改为大流量纯氧冲洗，可以缩短患儿的麻醉苏醒时间，有助于预防并发症。此外，七氟烷能够对小儿的副交感神经兴奋进行抑制，使迷走神经兴奋降低，从而降低 OCR 发生率。

### （二）喉罩

在小儿眼科手术中，由于患儿年龄较小，再加上缺乏自控能力，往往要求手术保持安静，并且要求患儿眼内压无波动、不呛咳。有研究发现，在小儿眼科手术中，往往需要运用敷料对头部进行遮盖，但是麻醉师与患儿头部还具有一定的距离，如果出现呼吸抑制处理难度较大。而喉罩作为介于气管插管和面罩之间的一种通气工具，不仅能够给予正压通气，还能使患儿保持自主呼吸，并且具有操作方便、简单、无创性等诸多优点，尤其适用于年龄较小的患儿。有学者在研究中发现，将喉罩运用在小儿眼科手术中，可以使患儿的自主呼吸得以保留，术中患儿通气较好，呼吸频率改变不明显，说明具有较好的自主呼吸。

### （三）麻醉药物

临床研究资料表明，小儿的眼心反射在全麻状态下比较强烈，其原因主要与小儿眼科全麻要求达到 3 期 1～2 级的麻醉深度，在这一情况下抑制大脑皮层间质，但是却未抑制三叉神经有关。有文献报道，将异丙酚符合氯胺酮、阿曲库铵静脉复合全麻运用在小儿眼科手术中，其中氯胺酮可以对丘脑进行选择性抑制，使边缘系统和延髓处于兴奋状态，并且抑制迷走神经反射途径，从而使眼心反射减轻。在眼科手术全麻中，预防性运用肌松剂或加用非去极化肌松剂，能够使 OCR 发生率降低，并且全麻或球后阻滞麻醉时与利多卡因球后注射联合运用，能够预防 OCR，但需要注意的是，要避免对眼球进行刺激而导致 OCR。

1. 丙泊酚

丙泊酚作为一种静脉麻醉药物，具有轻微镇痛、催眠以及镇静的功效，停药后苏醒时间短且不容易出现不良反应，具有较高的安全性。虽然丙泊酚能够使脑代谢率、颅内压以及脑血流量降低，但是对心血管系统的抑制作用明显，以对心肌的直接抑制作用为主要表现，可降低血压，减慢心率，降低心排出量和外周阻力，并且对呼吸的抑制作用明显。丙泊酚不容易影响机体和呼吸的微循环，可以方便调控，并且麻醉效果比较稳定，能够增加麻醉安全性。有学者在文献中报道，在小儿斜视手术中，与地氟烷相比，丙泊酚对减轻眼心反射有着较好的预防效果。

2. 右美托咪定

右美托咪定作为新型的一种 $\alpha_2$ 肾上腺素能受体镇静剂，具有镇痛、镇静的功效，并且有文献报道，右美托咪定能够使小儿骨折、心脏等手术后出现苏醒期躁动的风险。与丙泊酚、阿片类以及氯胺酮等药物相比，右美托咪定的选择性较高，能够将中枢神经突触后的 $\alpha_2$ 肾上腺素受体上的 G 蛋白激活，增加 NE 的释放量，对交感神经系统进行抑制，使 HR 和血压水平下降，并且充分发挥抗焦虑、催眠、镇痛以及镇静等功效。有学者在研究中发现，对于白内障合并高血压患者，运用盐酸右美托咪定对患者进行静脉输注，能够对围术期收缩压、舒张压以及 HR 水平进行控制，使镇痛评分降低，并且右美托咪定能够使血流动力学保持稳定，充分发挥镇静、镇痛效果。同时，也有文献报道，在小儿斜视手术中，通过运用盐酸右美托咪定，不仅可以预防眼心反射，还能使患儿苏醒期应激反应减弱，使循环功能保持稳定，使拔管质量评分提高，是安全、有效的一种药物。

3. 依托咪酯

依托咪酯作为催眠性静脉全麻药，也是咪唑类的一种衍生物，具有较高的安全性，是一种比较常见的麻醉诱导药物。依托咪酯具有催眠性、短效、脂溶性的特点，不会对压力感受器和交感神经系统产生影响，不容易影响心血管功能，可以稳定血流动力学，尤其适用于老年和小儿患者。在小儿眼科手术中，对眼肌进行牵拉能够导致伤口剧烈疼痛，诱发眼心反射，并且小儿对疼痛的耐受性较差，疼痛可使其产生紧张、焦虑情绪，增加发生苏醒期躁动的风险，从而影响术后恢复。在眼科手术中，因为眼眶周围具有丰富的血管，在行轮匝肌、球周以及球后阻滞时，即使当时没有误入血管，但是眼眶内的局麻药容易深入血管内，尤其是小儿，具有更加丰富的眶周血供，所以选择一种合适的全身麻醉药尤为重要。同时，依托咪酯能够使 γ－氨基丁酸受体功能增强，使大脑颞叶记忆系统的一氧化氮水平和一氧化氮合酶活性降低，减轻手术的强烈刺激，预防 OCR，还能减轻术后疼痛，有助于术后康复。

4. 罗哌卡因

罗哌卡因作为一种新型的长效注射局麻药，也是一种辅助全麻用药，其作用机制主要为通过将钠离子流入纤维细胞膜内阻断，对顺着神经纤维的冲动传导产生可逆性阻滞，具有镇痛和麻醉的双重效应。在小儿眼科手术中，对眼肌进行牵拉能够导致伤口剧烈疼痛，诱发眼心反射，并且小儿对疼痛的耐受性较差，疼痛可使其产生紧张、焦虑情绪，增加发生苏醒期躁动的风险，从而影响术后恢复。在眼科手术中，因为眼眶周围具有丰富的血管，在行轮匝肌、球周以及球后阻滞时，即使当时没有误入血管，但是眼眶内的局麻药容易深入血管内，尤其是小儿，具有更加丰富的眶周血供，所以选择一种合适的局部麻醉药尤为重要。罗哌卡因对心血管系统和中枢神经系统的毒性较小，并且与运动阻滞相比，其具有较长的感觉阻滞，术中、术后镇痛效果好，不仅可以使手术的强烈刺激减轻，预防 OCR，还能减轻术后疼痛，有助于术后康复。

## 三、常见眼科手术的麻醉处理

对于成年人白内障、青光眼、巩膜修复、角膜移植以及比较简单的玻璃体切割术和眼底手术，根据患者的配合和合作度，可给予镇静止痛术或局部麻醉。对于小儿斜视手术，因为手术时间较短，根据患儿的实际情况，给予全凭静脉麻醉、静吸复合全身麻醉、喉罩通气或气管插管麻醉均可。有研究发现，在确保呼吸道管理的基础上，也可运用氯胺酮进行静脉间断注射，不行喉罩通气或气管插管，并且氯胺酮与异丙酚或利多卡因联合运用可以获得较好的效果。对于眼外伤急诊患者，为了尽早控制感染，应该及时采取有效处理措施，但是在选择麻醉时机时，要将全身情况和眼局部情况作为基本依据，其原因主要为全身麻醉存在呼吸道应激反应、误吸、呕吐等。此外，简单的浅表外伤手术以氯胺酮静脉麻醉为主，而对于比较复杂且时间长的眼外伤手术，则应该给予气管内全身麻醉，以维持麻醉深度，预防 OCR。

## 四、眼科手术中 OCR 的防治

因为 OCR 起病突然，在操作过程中，要将抢救物品和药品准备好，比如各种心肺复苏用品、安定以及阿托品等。为了避免出现眼心反射，在有效的副交感神经阻滞和球后麻醉的基础上，术者应该保持各项操作的快、轻、准、稳，尽量避免对球后组织和眼球造成较大的刺激。同时，在手术的过程中，若出现眼心反射，应该及时停止操作，并且密切观察患者病情变化，必要的情况下，及时抢救治疗。此外，还应该将患者的实际情况作为基本依据，合理选择麻醉药物，维持麻醉深度，预防眼心反射，并且大部分眼心反射导致的心律失常和心率减慢具有“一过性”特点，应该加强监测，确保手术安全。

眼科全身麻醉在麻醉方法、麻醉器械以及麻醉用药等方面均获得较大的进展，但是术中也存在着发生眼心反射的风险，应该根据患者实际情况，制订针对性麻醉方案，减少不良反应，保障手术的顺利进行，从而提高治疗效果。

# 第四章　局部麻醉进展

局部麻醉是指患者在保持意识、神志清醒的情况下，注射局部麻醉药，使患者身体某一部位的神经传导功能暂时受到阻滞的麻醉方法，简称局麻。

根据麻醉方式不同，局部麻醉分为表面麻醉、局部浸润麻醉、区域阻滞麻醉和神经阻滞麻醉，包括神经干阻滞、神经丛阻滞、腰麻和硬膜外阻滞。

局部麻醉的优点在于简便易行，安全、并发症少，对患者生理功能影响小。不仅能有效地阻断痛觉，而且可以完善地阻断神经反射，对预防手术创伤引起的超应激反应有一定的作用。

局部麻醉主要适用于较表浅和局限的中小型手术，或作为其他麻醉方法的辅助手段以增强麻醉效果，减少机体的应激反应，同时也可以减少全麻药用量，减轻药物对生理功能的影响。对于小儿、精神病患者或神志不清不能合作的患者，不能单独使用局部麻醉，必须辅以基础麻醉、强化麻醉或浅全麻。对局麻药过敏的患者应视为局部麻醉的禁忌证。

## 第一节　表面麻醉

### 一、定义

渗透性能强的局麻药与局部黏膜接触所产生的麻醉状态，称为表面麻醉。

### 二、常用的表面麻醉药

临床上常用的表面局麻药有丁卡因、利多卡因。根据给药方法的不同可分为滴入法、喷雾法和灌入法。

## 三、操作方法

### （一）眼部表面麻醉

一般采用滴入法，将局麻药滴在眼结膜表面后闭眼，每次滴 2 ~ 3 滴，每隔 2min 滴一次，重复 3 ~ 5 次，即可使眼结膜和角膜麻醉。常用 0.25% ~ 0.5% 丁卡因或 1% ~ 2% 利多卡因。

### （二）咽喉、气管及气管内表面麻醉

喷雾法，先令患者张口，对舌面及咽部喷雾 3 ~ 4 下，2 ~ 3min 后患者咽部出现麻木感，将患者舌体拉出，向咽喉部黏膜喷雾 3 ~ 4 次，最后可借用喉镜显露声门，于患者吸气时对准声门喷雾 3 ~ 4 下，每隔 3 ~ 4min 重复 2 ~ 3 次。该方法多用于咽喉或气管及支气管插管术的表面麻醉。环甲膜穿刺表面麻醉法是在患者平卧头后仰，在环状软骨与甲状软骨间的环甲膜做标记，用 22G3.5cm 针垂直刺环甲膜入气管内，穿刺针有突破感，经抽吸有气证实针尖位置正确后，即令患者屏气，然后快速注入 2% ~ 4% 的利多卡因 2 ~ 3mL 或 1% 丁卡因 2 ~ 3mL。拔出针头，让患者咳嗽，使药分布均匀，3 ~ 5min 后，气管上部、咽及喉下部便出现局麻作用。为避免刺伤声门下组织或声带，有人主张将穿刺点下移到环状软骨与第二气管环之间的间隙。此法在小儿气管异物取出术中应用最广，实用性较强，效果良好。

### （三）滴鼻

一般采用滴入法，用 5mL 注射器抽取 1% 丁卡因 2mL 加 1% 的麻黄碱 1mL 混合后从鼻腔滴入 2 ~ 3 滴，捏鼻使局麻药充分接触鼻腔黏膜，本方法适用于鼻腔手术及鼻腔气管插管术，能明显减轻手术及插管操作时的刺激并能减少鼻腔出血。

### （四）尿道表面麻醉

常采用灌注法，男性患者使用 1% 丁卡因 5 ~ 6mL，用灌注器注入尿道，让药液滞留 5 ~ 6min，即可达到表面麻醉作用，女性患者可用浸有局麻药的细棉棒在尿道黏膜表面涂抹，持续 3 ~ 5min 即可。

## 四、注意事项

（1）不同部位的黏膜，吸收局麻药物的速度不同，经研究，黏膜吸收局麻药的速度与静脉注射者相等。尤以气管及支气管喷雾法，局麻药吸收最快，应控制剂量。

（2）表面麻醉前须注射阿托品，使黏膜干燥，避免唾液或分泌物妨碍局麻药与黏膜的接触。

# 第二节 局部浸润麻醉

## 一、定义

沿手术切口线分层注射局麻药，阻滞组织中的神经末梢，称为局部浸润麻醉。

## 二、常用局麻药

普鲁卡因是较常用的局部浸润麻醉药，一般用 0.5% ~ 1% 溶液，成人一次最大剂量为 1g，作用时间为 45 ~ 60min。

## 三、操作方法

取 24 ~ 25G 皮内注射针，针头斜而紧贴皮肤，进入皮内以后推注局麻药液，造成白色的橘皮样皮丘，然后经皮丘刺入，分层注药。注射局麻药时应加压，使其在组织内形成张力性浸润，达到与神经末梢广泛接触，以增强麻醉效果。

## 四、注意事项

（1）注药前应抽吸，防止局麻药误入血管。

（2）刺进针应缓慢，改变穿刺针方向时应先退针至皮下，避免针头弯曲或折断。

（3）感染或癌肿部位不宜做局部浸润麻醉，以防止扩散转移。

## 第三节　区域阻滞麻醉

### 一、定义

围绕手术区，在其底部和四周注射局麻药以阻滞进入手术区的神经干和神经末梢，称区域阻滞麻醉。

### 二、操作方法

区域阻滞常用的局麻药，操作要求及注意事项与局部浸润麻醉相同，但不像局部浸润麻醉沿切口注射局麻药，而是通过环绕被切除的组织包围注射，或者在悬垂的组织环绕其基底部进行注射。

## 第四节　神经阻滞麻醉

神经阻滞亦称传导阻滞或传导麻醉，是将局麻药注射到神经干、神经丛或神经节旁，暂时地阻滞神经的传导功能，从而麻醉该神经支配的区域，达到手术无痛的方法。

### 一、颈丛神经阻滞

#### （一）生理解剖

颈神经丛由 C1 ~ C4 脊神经的前支组成，每一神经出椎间孔后，从后方越过椎动脉和椎静脉向外延伸到达横突尖端时分为前支和深支，在胸锁乳突肌后联结成网状，即为颈神经丛。颈神经丛浅支在胸锁乳突肌后缘中点穿出深筋膜，向前、向上及向下分布于颌下和锁骨以上整个颈部、枕部区域的皮肤及浅层组织。供应头颈及胸肩的后部，供应区如披肩状。颈神经丛深支多分布于颈前及颈侧方的深层组织中，主要支配颈侧面及前面的区域。

## （二）颈浅丛神经阻滞

1. 适应证

颈部浅表部位的手术。

2. 定位

（1）患者仰卧位、去枕，头偏向对侧，在胸锁乳突肌后缘中点做标记，即为穿刺点，若胸锁乳突肌摸不清，可先令患者抬头使胸锁乳突肌绷紧，则可清晰见其后缘。

（2）患者体位如前，同侧颈外静脉与胸锁乳突肌交点外上各 1 ~ 1.5cm 处做标记，定为穿刺点。

3. 操作

常规皮肤消毒，用 22G 穿刺针刺入皮肤，缓慢进针直至出现落空感后表示针尖已穿透肌筋膜，回抽无血，将 3 ~ 5mL 局麻药注射入肌筋膜下即可。也可再用 5 ~ 10mL 局麻药液在颈阔肌表面（胸锁乳突肌浅表面）再向乳突、锁骨上和颈前方向做局部浸润，以分别阻滞枕小、耳大、颈横和锁骨上神经。

## （三）颈深丛神经阻滞

1. 适应证

颈部较深手术。

2. 禁忌

同时行双侧颈深丛阻滞，以防双侧膈神经或喉返神经阻滞，发生呼吸困难。

3. 定位患者

仰卧，头偏向对侧，双上肢紧贴身体两侧，在乳突尖与锁骨中线中点作一连线，此线中点，即第 4 颈椎横突位置，该点一般在胸锁乳突肌后缘与颈外静脉交叉点附近，乳突尖下方 1 ~ 1.5cm 处为第 2 颈椎横突，2 ~ 4 横突间为第 3 颈椎横突，在 2 ~ 4 横突处分别做标记。

4. 操作

患者取平卧位，常规消毒皮肤，头去枕并转向对侧，充分暴露胸锁乳突肌，颈外静脉和甲状软骨。穿刺点选在胸锁乳突肌外缘与颈外静脉交叉点附近（相当于甲状软骨上缘水平），即第 4 颈椎横突处。常规皮肤消毒后，戴无菌手套，用左手拇指抵住第 4 颈椎横突结节，用 22G 穿刺针垂直于皮肤进针，直刺横突结节，碰到骨质，固定针头，回吸无血及脑脊液即可注射局麻药 3 ~ 5mL，即阻滞颈深丛。也可应用改良颈丛阻滞法，即以第 4 颈椎横突做穿刺点，当穿刺针抵达第 4 颈椎横突后，一次性注入局麻药 10 ~ 15mL。颈丛神经阻滞常用局麻药有 0.25% 布比卡因、0.25% 罗哌卡因和 1% 利多卡因，也可用混合液，总剂量不能超过所用局麻药的一次最大限量。

5. 注意事项

（1）在穿刺之前应备好各种抢救药品及设备。

（2）注药前一定要反复回吸，确认无血及脑脊液后再注药。如注药量较大，在注药过程中也要回吸几次，以防针的位置变动。

（3）进针方向尽量由上向下，避免与椎间孔相平行或由下向上穿刺。

（4）进针不要过深，最好是由左手拇指尖抵住横突结节来引导穿刺方向及深度。

（5）注药过程中应密切观察患者的反应，如出现异常，应立即停止注药，并紧急对症处理。

6. 常见并发症

（1）高位硬膜外阻滞或全脊髓麻醉：系局麻药误入硬膜外间隙或蛛网膜下腔所致。穿刺针误入椎管的原因，一是进针过深，二是进针方向偏内偏后。表现为呼吸抑制，严重者可发生心搏骤停。故应该使用短针，进针切勿过深。

（2）局麻药的毒性反应：主要因局麻药误注入血管所致，椎动脉在其邻近，易被误刺，穿刺时深度限定在横突，注药时反复抽吸，由于颈部血管丰富，局麻药吸收迅速，所以用药量应严格控制。

（3）膈神经阻滞：膈神经主要由第 4 颈神经组成，同时包括第 3 及第 5 颈神经的小分支，颈深丛阻滞常累及膈神经，出现呼吸困难及胸闷，应给予吸氧多能缓解，若局麻药浓度过高，膈神经麻痹时，应进行人工辅助呼吸。

（4）喉返神经阻滞：患者发声嘶哑或失声，甚至呼吸困难，主要是针刺太深使迷走神经被阻所致。

（5）霍纳综合征：表现为侧眼睑下垂，瞳孔缩小，眼球下陷，眼结膜充血、鼻塞、面部微红及无汗，系交感神经阻滞所致。

（6）椎动脉损伤引起出血。

## 二、臂丛神经阻滞

### （一）解剖

（1）臂丛神经是由 C 及 T 脊神经的前支组成，是支配整个手、臂运动和绝大部分手、臂感觉的混合神经，有时亦接受 C 或 T2 脊神经前支分出的小分支。其中 C–6 神经合成上干 C，神经延续为中干 C；T 神经合成下干，各神经干均分成前、后两股，在锁骨中点后方进入腋窝。5 根、3 干、6 股组成臂丛锁骨上部。

臂丛的 5 条神经根在锁骨下动脉的上方，共同经过斜角肌间隙向外下方走行，各条神经根分别经相应椎间孔穿出，其中第 5、6、7 颈神经前支沿相应横突的脊神经沟走行，在椎动脉的后方通过斜角肌间隙。

三支神经干从斜角肌间隙下缘穿出，伴同锁骨下动脉一起向前、向外、向下延伸，行至锁骨与第一肋骨之间，每个神经干分成前后两股，在锁骨中点的后方，经腋窝顶进入腋窝，在腋窝各股神经又重新组合成束，3个后股在腋动脉的后侧形成后束，分出上、下肩肿神经、胸背神经、腋神经等分支，其末端延长为桡神经。

下干的前股延伸形成内侧束，位于腋动脉的内侧，分出臂内侧神经和前臂内侧神经及正中神经内侧头。上、中干的前股形成外侧束，分出胸前神经、肌皮神经及正中神经外侧头。3束和腋动脉共同包在腋血管神经鞘内。

（2）适应证：臂丛神经阻滞适用于上肢及肩关节手术或肩关节复位。

（3）臂丛包裹在连续相通的筋膜间隙中，故通过任何途径注入局麻药，只要有足够容量注入筋膜间隙，理论上都可使全臂丛阻滞，因此临床中可根据手术所需选择不同途径来进行臂丛阻滞。

## （二）阻滞方法

臂丛神经阻滞常用的方法有肌间沟阻滞法、腋路阻滞法、锁骨上阻滞法和锁骨下血管旁阻滞法。

1. 肌间沟阻滞法

（1）定位：患者去枕仰卧位，头偏向对侧，上肢紧贴体旁，手尽量下垂，显露患侧颈部。令患者抬头，显露胸锁乳突肌的锁骨头，在锁骨头的后缘平环状软骨处可触摸到一条肌肉即前斜角肌，前斜角肌后缘还可摸到中斜角肌，前、中斜角肌间的间隙即为肌间沟，臂丛神经即从此沟下半部经过。斜角肌间隙上窄下宽呈三角形，该三角的下部即肩脚舌骨肌。在环状软骨水平线与肌间沟交会处，即为穿刺点。在此点用力向脊柱方向压迫，患者可诉手臂麻木、酸胀或有异感，若患者肥胖或肌肉欠发达，肩脚舌骨肌摸不清，即以锁骨上2cm处的肌间沟为穿刺点。

（2）麻醉操作：颈部皮肤常规消毒，右手持22G穿刺针于穿刺点垂直进入皮肤，略向脚侧推进，直到出现异感或触及横突为止，出现异感为较为可靠的标志，可反复试探2～3次。以找到异感为好，若无异感只要穿刺部位及方向、深度正确，也可取得良好的阻滞效果。穿刺成功后，回抽无血及脑脊液，成人一次注入局麻药20～25mL。

（3）优点：易于掌握，对肥胖及不易合作的小儿也适用，上臂、肩部及桡侧阻滞好，不易引起气胸。

（4）缺点：尺神经阻滞迟、需增大药量才被阻滞，有时尺神经阻滞不全；有误入蛛网膜下腔或硬膜外间隙的可能；有损伤椎动脉的可能；不易同时进行双侧阻滞，以免双侧膈神经及喉返神经被阻。

2. 腋路阻滞法

（1）定位：患者仰卧，头偏向对侧，患肢外展90°，屈肘90°，前臂外旋，手背贴床，呈“敬礼”状。先在腋窝处摸到动脉搏动，取腋动脉搏动最强处作为穿刺点。

(2) 麻醉操作：皮肤常规消毒，左手示指按在腋动脉上作为指示，右手持22G穿刺针，斜向腋窝方向刺入，穿刺针与动脉呈20°夹角，缓慢推进，直到刺破纸样的落空感，表明针尖已刺入腋部血管神经鞘，松开针头，针头随动脉搏动而摆动，说明针已进入腋鞘内。此时患者若有异感或可借助神经刺激器来证实，但无异感时不必反复穿刺寻找异感。穿刺成功后左手固定针头，右手接注射器回抽无血液，即可一次注入局麻药30～35mL。注射完毕后拔出穿刺针，腋部可摸到一梭状包块，证明局麻药注入腋鞘，按摩局部，帮助药物扩散。患者会诉说上肢发麻发软，前臂不能抬起，皮肤表面血管扩张。

(3) 优点：腋路臂丛神经阻滞的优点在于臂丛神经均包在血管神经鞘内，因其位置表浅，动脉搏动明显，易于定位穿刺，不会发生气胸，不会阻滞膈神经、迷走神经或喉返神经；无药物误入硬膜外间隙或蛛网膜下隙的可能性，因此安全性较大。缺点有上肢外展困难及腋部有感染或肿瘤患者不能使用，上臂阻滞效果较差，不适用于肩关节手术及肱骨骨折复位等。局麻药毒性反应率高，多因局麻药量大或误入血管引起，所以注药时要反复回抽，确保针不在血管内。

3. 锁骨上阻滞法

肩下垫一薄枕，去枕转向对侧，被阻滞侧手尽量下垂。于锁骨中线上方1～1.5cm处刺入皮肤，向后、内、下方推进，直达第1肋，在肋骨上寻找异感，回抽无血无气体即注入局麻药20～25mL，不宜超过30mL。在寻找第一肋骨时针勿刺入过深，以免造成血气胸。

4. 锁骨下血管旁阻滞法

在锁骨上方，先找到斜角肌肌间沟，在肌间沟最低处摸到锁骨下动脉搏动点并压向内侧，在锁骨下动脉搏动点的外侧进针，针尖朝脚方向直刺，沿中斜角肌内侧缘推进，出现落空感再稍深入即出现异感。此法容易出现气胸、星状神经节及膈神经阻滞等并发症。

### （三）臂丛神经阻滞常见并发症及处理

(1) 气胸或张力性气胸损伤胸膜或肺组织出现胸痛、咳嗽、呼吸困难或气管偏向健侧，应立即胸腔穿刺抽气，并进行胸腔闭式引流。

(2) 急性局部麻药中毒反应，应控制用药量，避免误入血管。阻滞过程应有急救措施准备，免出意外。

(3) 出血及血肿各种径路穿刺时避免损伤、刺破颈内外静脉、锁骨下动脉、腋动静脉等，引起出血，如伤及血管应立即拔针，局部压迫再试行改变方向进针，或延期阻滞，密切观察患者。

（4）全脊髓麻醉因肌间沟法阻滞时向内进针过深，致使针尖误入椎间孔而至椎管内，应指向对侧腋窝顶的方向，进针不易过深。

（5）膈神经阻滞发生于肌间沟法或锁骨上法，当出现胸闷、气短、通气量减少时，应给氧并辅助呼吸。

（6）声音嘶哑可能阻滞喉返神经。

（7）霍纳综合征多见于肌间沟阻滞法，由星状神经节阻滞所引起。

总之，在阻滞过程中宜密切观察监测呼吸、循环功能的变化。

## 三、上肢神经阻滞

上肢神经阻滞主要适用于前臂或手部的手术，也可以作为臂丛神经阻滞不全的辅助方法。主要包括正中神经阻滞、尺神经阻滞和桡神经阻滞。可以在肘部阻滞，亦可以在腕部阻滞。

1. 正中神经阻滞

（1）解剖：正中神经主要来自颈、胸，脊神经根纤维，于胸小肌下缘处由臂丛的内侧束和外侧束分出，两根夹持腋动脉，在腋动脉外侧合成正中神经。支配手掌侧半及旁侧 3 个半手指的皮肤。

（2）肘正中神经阻滞。①定位：前臂伸直、肘面向上，在脑骨内外上髁之间画一横线，该线上肱二头内肌腱缘与内上髁之间的中点即为穿刺点。②阻滞方法：皮肤消毒后，穿刺点做皮丘，取 22G 针经皮丘垂直刺入皮下，直到出现异感，可反复作扇形穿刺必能找到异感，出现异感后固定针头，注入局麻药 5mL。

（3）腕部正中神经阻滞。①定位：患者手掌向上平放，在桡骨茎突平面，横过腕关节画一横线，横线上桡侧腕屈肌腱和掌长肌腱之间即为穿刺点，让患者握拳屈腕时，该二肌腱更清楚。②阻滞方法：皮肤消毒后，穿刺点做皮丘，取 22G 针垂直刺入皮肤，穿过深筋膜后，缓慢进针，直到出现异感，固定针头，注射局麻药 5mL。

2. 尺神经阻滞法

（1）解剖：尺神经起源于臂丛的内侧束，主要由颈 8 ~ 胸 1 脊神经纤维组成。尺神经沿上臂内侧肱二头肌与肱三头肌间隔下行，支配手掌尺侧半及尺侧一个半手指掌侧面皮肤。

（2）肘部尺神经阻滞。①定位：前臂屈曲 90°，在肱内上髁与尺骨鹰嘴之间的尺神经沟内，可扩及尺神经，按压尺神经，患者多有异感，该处即为穿刺点。②阻滞方法：皮肤消毒后，穿刺点做皮丘，取一 23G 针刺入皮肤，针与神经干平行，沿神经沟向心推进，出现异感后固定针头，注入局麻药 5mL。

（3）腕部尺神经阻滞。①定位：从尺骨茎突水平横过腕部画一横线，相当于第 2

条腕横纹，在此线上尺侧腕屈肌肌腱的桡侧缘即为穿刺点，患者握拳屈腕时此肌腱更清楚。②阻滞方法：皮肤消毒后，穿刺点做皮丘，取一 23G 针自皮丘垂直刺入，有异感时固定针头注入局麻药 5mL；找不到异感时，可向尺侧腕屈肌腱深面注药，但不能注入肌腱内。

3. 桡神经阻滞法

（1）解剖：桡神经发自臂丛神经后束，缘于颈 5 ~ 8 及胸 1 脊神经。桡神经在腋窝内位于腋动脉后方，折向下后外方，走入肱骨桡神经沟内，于肱骨外上髁上方约 10cm 处，绕肱骨走向前方，至肘关节前方分为深浅两支。桡神经在手部分布于腕背、手背桡侧皮肤及桡侧 3 个半手指背面的皮肤。

（2）肘部桡神经阻滞。①定位：前臂伸直、掌心向上，在肱骨内外髁间作一横线，该横线上肱二头肌腱外侧 1cm 处即为穿刺点。②阻滞方法：皮肤消毒后，穿刺点做皮丘，取一 23G 针垂直刺向肱骨，寻找到异感，必要时作扇形穿刺寻找，有异感后注入局麻药 5mL。

（3）腕部桡神经阻滞：腕部桡神经并非一支，分支多而细，在桡骨茎突前端处做皮下浸润，并向掌面及背面分别注药，在腕部形成半环状浸润即可。

## 四、下肢神经阻滞

### （一）坐骨神经阻滞

1. 解剖

坐骨神经为骨神经丛的重要分支，是全身最大的神经，大多数以单一干出梨状肌下孔至臀部，位于臀大肌的深面、股方肌浅面，经坐骨结节与股骨大转子之间入股后区，在股后下 1/3 处分为腓总神经和胫神经。坐骨神经在股骨大转子和坐骨神经结节之间定位和阻滞。

2. 定位

患者侧卧，患肢在上，自股骨大转子到髂后上棘作一连线，再于此线的中点作一直线，该垂直线与股骨大转子到骶管裂孔的连线相交处即为穿刺点。

3. 阻滞方法

皮肤消毒，穿刺点做皮丘，取长 8 ~ 10cm 22G 穿刺针，经皮丘垂直刺入，缓慢推进直到出现异感。若无异感可退针少许，向上或向下斜穿刺，出现异感后注入局麻药。

### （二）股神经阻滞

1. 解剖

股神经发自腰丛，于臀筋膜深面经肌腔隙入股三角。在腹股沟韧带处，于股动脉外侧下行，与股动脉之间有髂耻筋膜相隔。

2. 定位

患者平卧，髋关节伸直，在腹股沟韧带下方摸到股动脉搏动，股动脉的外侧缘处即为穿刺点。

3. 阻滞方法

患者取仰卧位，在腹股沟韧带中点下缘，股动脉搏动点的外侧 1cm 处进针，垂直刺入即可找到异感，回吸无血即可注入 0.5% 利多卡因或 0.25% 布比卡因 10 ~ 15mL。

## 五、肋间神经阻滞

肋间神经的皮支，在胸腹壁皮肤的分布有明显节段性。第 2 肋间神经分布于胸骨角平面，第 4 肋间神经分布于乳头平面，第 6 肋间神经分布于剑突平面，第 8 肋间神经分布于肋弓平面，第 10 肋间神经分布于脐平面，第 12 肋下神经分布于脐与耻骨联合上缘连线中点平面。

1. 操作

自肋骨下缘进针，针尖稍向上方刺到肋骨骨面后，改变方向使针尖沿肋骨下缘滑过，再进入 0.2 ~ 0.3cm 即到注药处。穿刺进针时务必谨慎小心，以防刺破胸膜造成气胸。

2. 适应证

适用于肋间神经痛、胸部手术后痛、腹部手术后痛、肋骨骨折疼痛、带状疱疹疼痛等的治疗。

## 六、星状神经节的阻滞

### （一）操作

（1）取仰卧位，颈下垫薄枕，稍伸展颈部，令患者轻轻张口，以消除肌紧张。

（2）穿刺点，在胸锁关节上方 2.5cm 处，即两横指处，离正中线 1.5cm 外侧。

（3）穿刺针，长约 3.5cm，7 号针或 5 号针。

（4）用左手食指和中指在胸锁乳突肌内缘，把颈总动脉挤向下侧，与气管分开，用中指触及第 6 颈椎横突的前结节，由此向尾侧 1.3cm 处稍向内侧 C 横突基底部刺入。

（5）将针尖推进至横突基底部，碰骨质后，固定针，抽吸实验后，注入 1% 利多卡因 10mL 或 0.25% 布比卡因 10mL。

（6）如果针尖未碰骨质而通过横突之间进入，可刺激脊神经，因而疼痛向上肢等处放散，表示针尖过深。

(7) 随意用神经破坏药是很危险的，若有需要，应行胸交感神经节阻滞为好。

### (二) 适应证

(1) 头、颈面部、脑血管萎缩，脑血栓、血管性头痛，肌收缩性头痛、非典型性面部痛等。

(2) 上肢、胸肩部，带状疱疹，颈肩臂综合征，胸廓出口综合征，外伤性血管闭塞，反射性交感神经萎缩症，上肢神经麻痹、肩肘炎、多汗征。

(3) 肺、气管、肺栓塞、肺水肿、支气管哮喘。

(4) 心绞痛、心肌梗死、冠状动脉搭桥术后高血压。

### (三) 并发症

(1) 药物误入血管。

(2) 血气胸。

(3) 喉返神经阻滞导致声音嘶哑、无声。

(4) 臂丛被阻导致上肢麻痹。

(5) 硬膜外、蛛网膜下隙阻滞。

# 第五节　神经刺激仪在神经阻滞中的应用

外周神经刺激器的问世，改变了传统异感法盲探式操作，对于不合作的患者或小儿，也可在镇静或基础麻醉下进行操作，精确定位所要阻滞的神经，对神经阻滞麻醉是一突破性的进展，大大提高了麻醉的成功率，最大限度地减少了神经损伤。

## 一、机制

神经刺激仪是利用电刺激器产生脉冲电流传送至穿刺针，当穿刺针接近混合神经时，就会引起混合神经去极化，而其中运动神经较易去极化出现所支配肌肉颤动，这样就可以通过肌颤反应来定位，不必通过穿刺针接触神经产生异感来判断。

## 二、组成

电刺激器、穿刺针、电极及连接导线。

## 三、定位方法

（1）患者适当镇静，可以减少肌肉收缩引起的痛苦，避免肌肉紧张干预判断，获得更好的效果。一般可给予咪达唑仑 1 ~ 3mg，芬太尼 30 ~ 100μg。

（2）根据解剖学知识进行定位，按照神经干及其分支的解剖学关系选定穿刺点，将外周神经刺激器的正极通过一个电极与患者穿刺区以外的皮肤相连，负极与消毒的绝缘穿刺针相连。

（3）设置电流强度为 1 ~ 2mA，刺激频率为 1 ~ 2Hz。通过观察拟阻滞的神经支配的肌肉收缩，确定刺激针的位置。减少电流降至最低强度（0.5 ~ 0.3mA），肌肉仍有明显收缩，即认为穿刺针尖靠近神经，注入 1mL 局麻药，肌颤消失；在注入试验量后，增加电流至 1 ~ 2mA 肌肉无收缩，即可注入全量局麻药，如果注药时伴有剧烈疼痛提示可能神经内注药，此时应调整方向。

## 四、臂丛神经阻滞

### （一）肌间沟臂丛神经阻滞

1. 适应证

肩部及上臂的手术。

2. 操作步骤

（1）去枕平卧，头转向对侧，平环状软骨水平，确认胸锁乳突肌后缘，定位手的手指向后滑动，首先触及前斜角肌肌腹，然后落入肌间沟。

（2）定位手之间用 2% 利多卡因皮肤浸润麻醉，神经刺激仪初始电流设在 0.8mA，将神经刺激针与皮肤垂直刺入，缓慢进针直至获得神经刺激反应，减小电流，最终目标是在 0.2 ~ 0.4mA 的刺激电流下获得臂丛神经刺激反应。

（3）引发胸肌、三角肌、肱三头肌、肱二头肌、手指及前臂各种肌肉颤动时都可获得相同的臂丛神经阻滞成功率。

（4）注入局麻药 35 ~ 40mL，注射过程中间断回抽。

### （二）腋路臂丛神经阻滞

1. 适应证

前臂及手的手术。

2. 操作步骤

（1）去枕平卧，头转向对侧，阻滞侧臂外展，屈肘大约 90°。

（2）操作者将定位手的食指和中指在腋窝中部放在腋动脉两侧，紧靠定位手前方刺入神经刺激针，至出现臂丛神经反应或手部异感。

（3）穿刺过程中出现下述情况可以注入局麻药 35 ~ 40mL。①手出现异感，可注入全量局麻药，如注射开始异感增强，停止注射。② 0.2 ~ 0.4mA 的刺激电流下诱发出手的肌肉颤动反应，可注入全量局麻药。③出现动脉血，在腋动脉前面和后面分别注入总量的 1/3 和 2/3。

### （三）锁骨上臂丛神经阻滞

1. 适应证

所有上肢手术。

2. 操作步骤

（1）患者去枕平卧，头转向对侧，锁骨中点上方 1cm 处，2% 利多卡因皮肤浸润麻醉，平行身体纵轴方向进针，在第一肋上寻找臂丛神经刺激反应。

（2）注入局部麻醉药 35 ~ 40mL，注药过程中间断回抽。

### （四）锁骨下臂丛神经阻滞

1. 适应证

肘、前臂和手的手术。

2. 操作步骤

（1）去枕平卧，头转向对侧，患肢外展 90°，触及腋动脉搏动，锁骨中点下方 2cm 处为进针点，皮肤浸润麻醉后，神经刺激针与皮肤呈 45° 朝向腋动脉搏动方向进针，目标位 0.2 ~ 0.3mA 的刺激电流下获得臂丛神经刺激反应。

（2）注入局麻药 35 ~ 40mL，注射过程中间断回抽。

## 五、股神经阻滞

### （一）适应证

大腿前面及膝部手术。

### （二）操作步骤

（1）患者取仰卧位，双下肢外展，肥胖患者可于患侧腰部下垫枕，以利于穿刺。

（2）髂前上棘和耻骨结节连线上触摸股动脉搏动，紧靠动脉搏动外侧位进针点。

（3）在穿刺点略靠外侧进行皮肤浸润麻醉，以备必要时调整进针方向。

（4）垂直皮肤进针，初始电流设于 1.0mA，目标是 0.2 ~ 0.4mA 电流刺激下可获得股四头肌颤动伴髌骨运动，注入局麻药 20 ~ 25mL。

（5）股神经阻滞时最常出现的是缝匠肌刺激反应，表现为整个大腿肌肉的带状收缩但不伴有髌骨运动，不能将其视为定位股神经的可靠征象，此时应将针略偏向外侧。

## 六、坐骨神经阻滞

### （一）适应证

膝以下小腿（除隐神经支配的内侧条带状皮肤区外）。

### （二）操作步骤

（1）患者取侧卧位，患肢在上，身体微前倾，将欲阻滞侧的足跟放于非阻滞侧膝盖位置，以利于观察肌肉颤动反应。

（2）在股骨大转子和髂后上棘之间作一连线，自连线中点垂直连线向尾端一侧作一 5cm 的线段，线段终点处即为穿刺点。

（3）皮肤浸润麻醉后，将定位手的手指牢固按压于患者臀肌上，垂直皮肤进针，将神经刺激仪初始电流设于 1.0mA。

（4）随穿刺针推进，首选观察到臀肌的收缩反应，稍微进一步推进可获得明显的坐骨神经刺激反应，表现为腘绳肌、小腿、足或足趾明显可见的肌肉颤动，减小电流，目标是 0.2 ~ 0.5mA 电流刺激下获得满意的坐骨神经刺激反应。

（5）注入局麻药 20 ~ 25mL，坐骨神经阻滞所需的局麻药量较小。过长时间的强效坐骨神经阻滞可因牵拉或压迫增加坐骨神经损伤的危险，因此避免在局麻药中加入肾上腺素。

## 七、腰丛神经阻滞

### （一）适应证

腰部、大腿前面和膝部的手术。

### （二）操作步骤

（1）患者取侧卧位，阻滞侧在上，大腿屈曲。

（2）标记两侧髂连线，中线向阻滞侧旁开 5cm 画一条线与中线平行，此线与髂连线交点向尾侧延长 3cm 处为穿刺点。

（3）皮肤浸润麻醉后，垂直皮肤进针，神经刺激仪初始电流设在 1mA。随着穿刺针推进，首先获得椎旁肌肉局部颤动，继续进针，最终目标是 0.5mA 的刺激电流下获得满意的股四头肌颤动。

(4) 注入局麻药 25 ~ 35mL，注射过程中反复回抽。以上神经阻滞的副作用与并发症同第四节所讲。应当根据手术时间长短和对运动阻滞的程度要求选择局部麻醉药：对手术时间短，运动阻滞要求不高的手术可选择 1.5% 利多卡因；对手术时间长，运动阻滞要求高的手术可选择 0.5% 布比卡因或盐酸罗哌卡因。

# 第六节　超声在神经阻滞中的应用

超声技术使神经阻滞的方式发生了根本性变革，通过超声成像技术直接观察神经及周围结构，直接穿刺到目标神经周围，实施精确阻滞，还可以观察注药过程，保证局麻药均匀扩散。

## 一、超声技术的基础知识

(1) 从临床观念考虑，有两个重要的概念，穿透性和分辨率。临床应用的超声频率在 2.5 ~ 20MHz 之间，高频率超声（> 10MHz）可较好地显示神经结构，但只有当神经结构表浅时（如斜角肌间隙的臂丛神经）才能通过高频超声看到神经。分辨率提高时，穿透性便降低。

(2) 在临床上为了能够清楚地观察斜角肌间隙、锁骨上区及腋窝的臂丛神经，我们一般选择探头频率在 8MHz 以上，最好 12 ~ 14MHz。而对于锁骨下神经，频率在 6 ~ 10MHz 较为合适。神经及周围结构的超声回声表现见表 4–1。

**表 4–1　神经及周围结构的超声回声表现**

| 组织 | 超声成像 |
| --- | --- |
| 静脉 | 无回声（黑色），可压缩性改变 |
| 动脉 | 无回声（黑色），呈搏动性改变 |
| 脂肪 | 低回声（黑色） |
| 筋膜 | 高回声（白色） |
| 肌肉 | 低回声及高回声条带（黑色及白色） |
| 肌腱 | 高回声（白色） |
| 神经 | 低回声（黑色） |
| 神经内、外膜 | 高回声（白色） |
| 局麻药 | 无回声（黑色） |

## 二、超声引导神经阻滞的优点

（1）超声扫描可精确定位神经。
（2）可提高操作成功率和麻醉质量。
（3）可缩短药物起效时间，降低局麻药用量。
（4）操作时患者更舒适，适用范围更广。

## 三、超声引导神经阻滞的注意事项

（1）进针时必须观察到穿刺针。
（2）探头轻微移动或成角可使成像显著改变。
（3）选择合适的超声频率，获得最清晰的图像。
（4）操作者对彩色血流指示图像放大、聚焦及图像保存技术熟悉。

## 四、超声在临床麻醉中的常见操作方法

线阵式探头扫描线密度高，因此图像质量好。

探头的使用是超声辅助区域阻滞需掌握的重要技术，下面是标准的操作流程。

1. 滑动（移动性接触）

沿着已知神经走行滑动探头，短轴观有助于识别神经。

2. 倾斜（横切面侧方到侧面）

外周神经的回声亮度随倾斜角度变化，最佳角度对观察神经非常重要。

3. 压迫

压迫常用来确认静脉，压迫法不仅使接触更好，而且使组织结构更靠近探头，软组织易受压，因此对组织深度估测会有变化。

4. 摇动（平面内、朝向 / 背向指示器）

当操作空间受限时，摇动可改善穿刺针和解剖结构的可见性。

5. 旋转

旋转探头可得到真正的短轴观，而不是斜的长轴观。

下面介绍几种超声引导下常用的神经阻滞。

## 五、臂丛神经阻滞

### （一）锁骨上臂丛神经阻滞

（1）患者取半坐位，头偏向对侧，手臂紧贴身体，操作者站在患者侧方，将超声探头置于锁骨上窝，平行于锁骨，超声束向低尾部方向指向第一肋，对超声探头稍加旋转倾斜获得最佳图像。理想图像是在第一肋前面看到臂丛神经、锁骨下动脉和锁骨下静脉横截面（一般为环形结构）。

（2）穿刺针紧贴探头外侧进针，持续显示针尖，直至针尖进入神经筋膜鞘，直视下注入 20mL 局麻药，确保药物在神经周围扩散，为保证充分阻滞，针在鞘内数次调整，保证所有分支都能被局麻药浸润。

### （二）腋路臂丛神经阻滞

（1）患者仰卧，头偏向对侧，患肢外展肘部屈曲 90°，在腋窝处超声探头与手臂长轴垂直，调整探头使腋动脉位于屏幕中央，要在一个探头位置同时显示 4 个终末神经（正中神经、桡神经、尺神经和肌皮神经）的切面有困难，需向近端扫描提高神经显像，向远端扫描加强肌皮神经显像。

（2）穿刺针从外侧进针，围绕每个终末神经周围注药（8 ~ 12mL），局麻药扩散成完整一圈能提高成功率。

（3）一般先阻滞桡神经，其次阻滞正中神经和尺神经，最后阻滞肌皮神经。

## 六、股神经阻滞

患者仰卧，操作者站于阻滞侧，探头置于大腿根部区域与大腿长轴垂直，理想的图像可看到股神经位于股动脉外侧，髂筋膜下方，穿刺针在探头远端 1 ~ 2cm 处进针，与皮肤呈 45° ~ 60°，直视下，针头紧贴股神经后方慢慢由外向内进针，回抽无血后，缓慢注入局麻药 20 ~ 30mL。

## 七、髂筋膜阻滞

患者仰卧，下肢伸直轻度外展，操作者站于患侧。将超声探头置于股区腹股沟皮肤皱褶水平，垂直大腿长轴，可见到髂腰肌的两层筋膜层（阔筋膜和髂筋膜）。穿刺针在探头外侧缘进针 1 ~ 2cm，直视下沿着内侧前进，直至针头到达髂筋膜深面，回抽无血后注入局麻药 20 ~ 40mL。可提供可靠的股外侧皮神经和闭孔神经阻滞。

### 八、腘窝坐骨神经阻滞

患者仰卧或俯卧，阻滞侧下肢中立位，超声探头置于腘窝皮肤皱褶上方，向头端倾斜与皮肤呈 50° ~ 70°，找到胫神经与腓总神经后，探头滑向头端找出两条神经汇集为坐骨神经处。穿刺针在距探头边缘 1 ~ 2cm 的远端，与皮肤呈 45° ~ 60°进针，直至坐骨神经外侧或内侧，回抽无误后注入局麻药 30 ~ 40mL。

## 第七节　局部麻醉辅助药物应用进展

近年来，周围神经阻滞和椎管内麻醉在麻醉和术后镇痛中的应用不断增加。局部麻醉药通过阻断神经细胞膜上的电压门控性钠通道，使神经冲动传导阻滞，产生局部麻醉作用，是一种使相关神经支配部位的感觉暂时可逆丧失的药物。局部麻醉药在临床上应用广泛，但也存在作用时间有限、有部分毒副反应的缺点。多种药物如阿片类药物、$\alpha_2$ 肾上腺素能受体激动剂、肾上腺素，以及新斯的明等已被作为局部麻醉辅助用药。辅助药物的加入通常能缩短麻醉起效时间、提高镇痛效果、延长镇痛持续时间、降低局部麻醉药浓度或总剂量，从而减少局部麻醉药毒性反应。

### 一、阿片类药物

在外周神经元表面存在阿片类受体，为其作为辅助用药在局部麻醉中的应用提供了依据。1991 年，临床试验腹腔注射阿片类药物已证实有临床效果。

#### （一）芬太尼

Bhuvaneswari 等在乳房切除术时行椎旁神经阻滞，将芬太尼加入 0.25% 布比卡因和肾上腺素混合液与对照组 0.5% 布比卡因和肾上腺素混合液相比，前者的镇痛时间延长至 18h。Stenman 等的研究表明，芬太尼 10 ~ 20μg 加入 60mg 阿替卡因中用于鞘内注射，较之单纯阿替卡因组，感觉阻滞持续时间延长 28min，20μg 芬太尼组与瘙痒的发生有更高的相关性，可见芬太尼用于神经阻滞可延长镇痛时间。近年来的研究发现，芬太尼作为局部麻醉药辅助剂用于腹横肌平面阻滞和股神经连续置管术后的镇痛效果不明显。故芬太尼用于神经阻滞局部麻醉药佐剂的镇痛效果有待进一步研究。

### （二）吗啡

El Sherif 等在超声引导下行腹横肌平面阻滞，予 0.5% 布比卡因 +10mg 硫酸吗啡 20mL，较之 0.5% 布比卡因组，患者要求单次静脉注射的吗啡量减少 5mg，首次要求镇痛时间延后 3h。结果表明，吗啡能延长局部麻醉药的作用时间，能有效镇痛且无明显不良反应。Popping 等的 Meta 分析显示，吗啡复合局部麻醉药鞘内注射，能减少 40% 局部麻醉药用量，并加快了术后康复，降低寒战、低血压和恶心的发生风险。

### （三）丁丙诺啡

丁丙诺啡是高度亲脂性部分 μ 阿片受体激动剂，丁丙诺啡及其代谢产物还能激动 κ 和 δ 受体。丁丙诺啡也可能通过阻断电压门控钠通道起局部麻醉作用。Nagpal 等研究发现，将 0.3mg 丁丙诺啡加入 0.5% 布比卡因用于口腔手术神经阻滞，术后镇痛时间比布卡因组延长 22h，术后镇痛药酮咯酸使用量减少（8mg 比 16mg），两组间麻醉起效和持续时间的差异无统计学意义。Kosel 等的研究表明，0.3mg 丁丙诺啡加入 0.25% 布比卡因中用于膝关节置换术后股神经阻滞较之肾上腺素，感觉神经阻滞时间明显延长。丁丙诺啡已被证实作为局部麻醉辅助药时有显著的镇痛作用，能够大幅延长神经阻滞持续时间。也有研究发现，将 0.2% 罗哌卡因和 0.3mg 丁丙诺啡用于全膝关节置换术后股神经阻滞时，镇痛时间并未较对照组延长。

## 二、曲马多

曲马多是非阿片类中枢性镇痛药，通过激动 $\alpha_2$ 肾上腺素能受体和血清素源性效应而抑制 5- 羟色胺和去甲肾上腺素再摄取，从而产生镇痛作用。曲马多已被证实有 $Na^+$-$K^+$ 通道阻断特性，其阻断运动和伤害性刺激的功能类似于局部麻醉药。Shin 等对 751 例患者的 16 个随机对照试验进行 Meta 分析，发现臂丛神经阻滞使用曲马多 100mg 作为佐剂能够比对照组单纯局部麻醉药延长感觉阻滞持续时间 62min，延长运动阻滞时间 66min，缩短感觉阻滞和运动阻滞起效时间分别为 2.1min 和 1.2min，而使用曲马多 50mg 的效果则不明显。然而，也有研究发现，在腰大肌间隙阻滞时无论是否静脉注射曲马多或加入神经阻滞局部麻醉药，麻醉持续时间、首次要求镇痛时间等的差异均无统计学意义。目前对曲马多潜在的神经毒性知之甚少，大量文献报道其延长镇痛时间的作用不大，故不建议使用。

## 三、$\alpha_2$ 肾上腺素能受体激动剂

### （一）可乐定

可乐定是选择性 $\alpha_2$ 肾上腺素能受体激动剂，具有缩血管作用，其直接作用于外周神经从而延长神经阻滞作用时间。经研究发现，此作用是由环状核苷酸门控阳离子通道介导的超级化作用。与单纯布比卡因胸椎旁阻滞用于乳腺癌手术相比，加入可乐定 75μg，可使术中芬太尼用量明显减少，平均给药时间明显延长，术后镇痛效果更确切，且无明显不良反应。Crespo 等对剖宫产孕妇行鞘内注射做系统性回顾，发现局部麻醉药中加入可乐定可使感觉阻滞持续时间延长 128min，运动阻滞持续时间延长 45min。可乐定增强镇静作用，但不增加低血压、瘙痒或术后恶心呕吐等不良反应的发生。

### （二）右美托咪定

右美托咪定是一种高选择性 $\alpha_2$ 肾上腺素能受体激动剂，其对 $\alpha_2$ 肾上腺素能受体的亲和力是可乐定的 7 倍，具有更强的镇静、镇痛作用。与可乐定相似，右美托咪定已被证实在大鼠模型行外周神经阻滞时通过阻断超级化激活的阳离子来延长镇痛时间。Andersen 等对志愿者行双侧隐神经阻滞，一侧予 0.5% 罗哌卡因 20mL 加入 1mL 0.9% 氯化钠溶液，一侧加入 100μg/mL 右美托咪定 1mL，发现右美托咪定组延长腿部感觉阻滞时间约 2h，证实通过右美托咪定作为局部麻醉剂的佐剂可通过外周作用机制延长周围神经阻滞的持续时间。Jung 等对患者行全身麻醉前在 22mL 0.5% 罗哌卡因中分别加入 1、1.5、2μg/kg 右美托咪定或 0.9% 氯化钠溶液作为对照行臂丛神经阻滞，发现外周神经阻滞使用 2μg/kg 的右美托咪定可作为关节镜下肩关节手术的最佳剂量，较之对照组镇痛时间延长约 7h，但这一剂量增加了低血压发生的风险。Raof 等研究发现，1～4 岁小儿在疝修补术中应用超声引导下的腹横肌平面阻滞，添加 2μg/kg 右美托咪定可使布比卡因局部麻醉的质量浓度从 0.839g/L 降至 0.550g/L，术后吗啡镇痛总剂量明显减少，改善了患儿术后镇痛的效果。

## 四、肾上腺素

肾上腺素作为最常见的局部麻醉辅助药的使用时间已超过 1 个世纪，肾上腺素能收缩血管，延缓局部麻醉药的吸收，延长局部麻醉作用，减少毒性反应。一般配比浓度为 1∶20 万（5μg/mL）。肾上腺素能激动 $\alpha_2$ 肾上腺素能受体，减少脊髓背角的 Aδ 纤维和 C 纤维释放突触前神经递质，产生一定的镇痛作用。Song 等将 1% 甲哌卡因配

伍 100μg 肾上腺素用于臂丛神经阻滞，能够延长运动和感觉阻滞持续时间约 60min。也有研究发现，肾上腺素并不延长罗哌卡因的阻滞时间，而其在糖尿病动物模型中已被证实可减少神经血流，增加神经毒性，因而将其用于糖尿病外周神经病变患者存在争议。

## 五、地塞米松

地塞米松是一种高效、长效糖皮质激素，并具有少量盐皮质激素作用。地塞米松增强局部麻醉药作用的机制可能为通过直接作用于糖皮质激素受体来降低伤害感受性 C 纤维活性，抑制钾通道，或通过血管收缩作用减少局部麻醉药的吸收，或通过血管吸收而起全身性的抗炎作用。Sherif 等研究发现，8mg 地塞米松配合 0.5% 布比卡因用于膝关节置换术后股神经阻滞，与对照组 0.5% 布比卡因相比，术后镇痛持续时间显著延长，并能降低术后 24h 疼痛评分。Kirkham 等进行的 Meta 分析结果表明，33 个研究包括 2138 例患者在臂丛神经阻滞中使用中短效或长效局部麻醉药，加入 4mg 地塞米松后，平均延长镇痛时间分别为 6h 和 8h，且并未增高神经并发症的发生率。

## 六、新斯的明

新斯的明是乙酰胆碱酯酶抑制剂，椎管内注射能增加脑脊液乙酰胆碱量，通过脊髓烟碱受体、毒蕈碱型受体和其他间接作用产生镇痛效应。近年来，硬脊膜外腔阻滞镇痛中应用新斯的明增多，多数研究认为其镇痛效果确切且不良反应不明显。Cossu 等系统评价新斯的明配合局部麻醉药用于蛛网膜下隙或硬脊膜外腔阻滞的效果，16 项试验共 1183 例患者纳入研究，结果显示，新斯的明能够减少术中麻醉药和术后镇痛药的剂量，但镇痛持续时间和术后首次要求镇痛的时间无明显改变，鞘内应用增加术后恶心呕吐的风险，不良反应的风险大于镇痛效应，故仅推荐硬脊膜外腔注射。此外，其中 7 项试验中有 6 项试验结果显示，椎管内麻醉使用新斯的明会增加低血压风险，但能减轻镇静、头晕、皮肤瘙痒等不良反应。Bouderka 等将 500μg 新斯的明加入布比卡因用于臂丛神经阻滞，疼痛 VAS 评分和术后追加镇痛药剂量均低于布比卡因对照组，但恶心和呕吐发生率增高（3.5% 比 0)。有研究结果表明，新斯的明用于臂丛神经阻滞不会降低疼痛评分，故不推荐周围神经阻滞时使用新斯的明。

## 七、硫酸镁

在中枢和外周神经中，镁是一种 N- 甲基 -D- 天冬氨酸（NMDA）受体拮抗剂，在钙离子内流中发挥调节作用。硫酸镁已被证明可降低外周神经兴奋性，提高利多卡因对于 A-beta 纤维兴奋阈值的能力。在超声引导下行腹横肌平面阻滞用于子宫切除术术后镇痛的研究中，0.25% 罗哌卡因加 200mg 硫酸镁（共 20mL）使术后镇痛时间延长 8h，并显著减少了术后患者对阿片类药物的需求，且无明显的不良反应。Li 等对 7 项试验 493 例患者进行的 Meta 分析结果表明，局部麻醉药联合硫酸镁行外周神经阻滞，可取得更好的镇痛效果，延长术后镇痛持续时间，以及感觉和运动阻滞时间，并加快运动阻滞的起效时间。多项研究证实，添加硫酸镁并不会引起神经毒性和其他不良反应发生。然而 200mg 硫酸镁应用于肌间沟臂丛神经阻滞时恶心呕吐发生率增高 2～3 倍，这一不良反应在 150mg 剂量时未见报道。低剂量的镁剂可以实现确切的临床效果并避免恶心呕吐的不良反应发生。

## 八、碳酸氢钠

碳酸氢钠的加入能提高局部麻醉药的 pH，使局部麻醉药更多地以未解离形式穿越脂质膜快速起效。甲哌卡因和利多卡因适合碱化，以 8.4% 标准的碳酸氢钠溶液 1mL 即 1mg 当量加入 10mL 局部麻醉药中。而布比卡因和罗哌卡因碱化时易于沉淀，故需谨慎。Schellenberg 等的研究表明，有症状的牙髓炎患者予碳酸氢钠碱化的 4% 利多卡因行下牙槽神经阻滞时，疼痛评分和注射痛与未碱化时相比，差异均无统计学意义。Lee 等对 205 例行双侧腕管减压术患者的双侧分别予单纯利多卡因或碳酸氢钠碱化利多卡因进行局部麻醉，发现碳酸氢钠组的疼痛 VAS 评分为（4.6 ± 1.3）分低于对照组的（6.6 ± 1.7）分。Kashyap 等研究发现，将碳酸氢钠加入利多卡因用于口腔内神经阻滞可以减轻注射痛，缩短麻醉起效时间。总而言之，碳酸氢钠碱化局部麻醉药可缩短麻醉起效时间，推荐用于外周神经阻滞。

## 九、氯胺酮

氯胺酮是一种 NMDA 受体的非竞争性阻断药，对 μ 受体也有激动作用，通过减少伤害性神经递质、增加内源性阿片肽释放而起镇痛作用，研究发现，外周也有 NMDA 受体。Choudhuri 等将 0.5mg/kg 氯胺酮加入布比卡因行小儿骶管阻滞，能延长术后镇痛时间，且不增加不良反应发生风险。Othman 等在 30mL 0.25% 布比卡因中加入 1mg/kg 氯胺酮用于乳腺癌术后胸部神经阻滞，患者首次要求镇痛时间延后 6h，总吗啡使用量减少 6mg，且无明显不良反应。也有研究发现，氯胺酮复合罗哌卡因行臂丛神经阻滞时，麻醉起效和镇痛时间与未加氯胺酮时相比，差异均无统计学意义，但不良反应的风险增加，故不推荐氯胺酮用于外周神经阻滞。

## 十、咪达唑仑

咪达唑仑是水溶性的苯二氮䓬类药物，体外放射自显影术显示在脊髓背角存在高密度的苯二氮䓬受体。咪达唑仑能增强突触抑制效应和 γ－氨基丁酸能神经传递功能。Dodawad 等研究发现，在 2mL 0.5% 布比卡因中加入 2mg 咪达唑仑与单纯布比卡因鞘内给药相比，前者术后镇痛时间明显延长（357.6min 比 201.5min），感觉和运动阻滞的平均起效时间明显加快，且低血压发生率降低。另一项研究表明，将 50μg/kg 咪达唑仑加入 0.5% 布比卡因 30mL 用于锁骨上臂丛神经阻滞时，感觉和运动起效时间分别缩短 12min 和 11min，感觉和运动持续时间分别延长 6h 和 4h，首次要求镇痛时间延后 6h，镇痛效果好。咪达唑仑是否具有神经毒性目前还有争议，其安全性还有待证实，需更多的研究加以论证。

## 十一、酮咯酸

酮咯酸是一种环氧合酶抑制剂，能够抑制前列腺素的合成，产生抗炎、镇痛、解热和抑制血小板聚集作用。Lauretti 等报道酮咯酸加入到吗啡中用于椎管内麻醉术后镇痛，发现 2mg 酮咯酸与吗啡合用，术后镇痛效果可延长至 15h，未见不良反应。Rokhtabnak 等发现，将酮咯酸 30mg 加入到 150mg 罗哌卡因中用于膝关节置换术后关节腔注射，能够降低疼痛 VAS 评分和镇静评分，产生更佳的术后镇痛效果。Akhlaghi 等的研究表明，酮咯酸复合阿替卡因行下牙槽神经阻滞，麻醉成功率从单纯应用阿替卡因时的 15% 提高到 40%。可见酮咯酸可安全用于鞘内和外周神经，增强局部麻醉药的作用效果。

局部麻醉药的研究进展较快，临床应用广泛。辅助药物的使用也日益增多，有多种局部麻醉药的辅助用药已在临床上广泛使用和研究，并被证明是有效的，很少有药物被彻查出有潜在的神经毒性。另外，不良选择或者不必要的局部麻醉药辅助用药可能达不到预期效果，甚至可能使患者遭受不必要的风险。伴随着对局部麻醉辅助药物研究的深入，仍然需要更多的随机对照试验和 Meta 分析来支持结论，期待找到理想的配伍药物或研制出新型的局部麻醉药，进一步提高使用安全性，达到理想的麻醉效果。

# 第五章　专科麻醉进展

## 第一节　老年患者的麻醉

随着社会的发展，人均寿命的不断提高，需要进行手术治疗的高龄患者比例在逐步增加。高龄之所以给我们带来挑战，主要是因为随着衰老过程而出现的器官生理构造和功能的改变。目前我们将年龄超过 65 岁界定为老年人。

### 一、老年人的生理学特点

#### （一）神经系统

1. 中枢神经系统

老年人的中枢神经发生退行性变和功能下降，退行性变的特点是神经细胞减少、体积缩小、重量减轻、脑沟增宽，进而神经递质如多巴胺、去甲肾上腺素、5- 羟色胺等的分泌亦会降低。老年患者脑功能储备明显降低，对麻醉药物的敏感性强，术后认知功能障碍（Postoperative Cognitive Dysfuntion，POCD）的发病率高。

2. 外周神经系统

外周神经的退行性改变使得老年患者的各种感受的阈值提高，因此降低了对局麻药的需求量；神经肌肉接头因胆碱能受体数量的代偿性增加，老年患者对非去极化肌松剂的敏感性无明显变化。

3. 自主神经系统

老年人的自主神经退行性改变会导致老年人不易维持血流动力学稳定，如压力反射活动明显减弱，当迅速改变体位或血容量略有不足时会出现明显的血压下降。

#### （二）心血管系统

(1) 随着年龄的增长，心脏呈现退行性改变。老年患者的心排量较青年下降 30%～50%，心脏指数亦降低。血管壁僵硬会带来心脏的后负荷增加，继而出现左心室壁肥厚，心脏收缩期延长，舒张期就会相对缩短；心室腔的弹性较低，舒张期心脏的充盈更依赖于心房的收缩，因此前负荷和心房的收缩对维持稳定的循环水平至关重要。老年患者对心律失常的耐受很差，容易发生心力衰竭，过快的心率将显著缩短心脏舒张期，减少冠脉血供，进一步加重心脏负担。

(2) 老年人大动脉壁的弹性纤维增厚、血管变硬，使血管阻力增加、血压增高，脉压差增大；冠状动脉的硬化和狭窄随着年龄的增长而增加，因此应于术前明确病变部位和血管梗阻情况。

## （三）呼吸系统

老年人呼吸功能的改变主要表现为残气量和功能残气量增加，最大通气量减少，呼吸功能储备减少，肺活量减少，气体交换受限。老年患者低氧血症、高碳酸血症及机械刺激的中枢神经反射降低，麻醉药物的呼吸抑制作用增强，使得术后机体对低氧血症的保护性反应减弱；此外，老年患者对低氧性肺血管收缩（HPV）的反应较差，难以代偿单肺通气带来的通气血流比（V/Q）失调，导致单肺通气管理困难。

## （四）消化系统和肝脏

老年人胃肠道血流量降低，胃黏膜发生萎缩，基础胃酸和胃酸排泌量减少，胃排空的时间明显延长。老年人肝功能减退主要表现为肝脏合成蛋白质的能力下降，血浆蛋白减少，白蛋白与球蛋白比值降低，血浆胆碱酯酶活性也明显降低，因此对于经过肝脏代谢的药物可能出现药效增强或作用延长。

## （五）泌尿系统与水电解质及酸碱平衡

老年人肾脏体积和功能均逐渐下降，主要是肾小球数目减少。肾皮质和肾小球滤过率明显降低。而其重吸收、浓缩、稀释功能以及维持细胞外液容量和对电解质酸碱平衡能力调节均明显降低，对肾素－血管紧张素－醛固酮系统反应迟钝导致低钠、高钾。依赖肾脏排泄的药物清除率减慢，半衰期和药物作用时间延长。

## （六）其他

老年患者在不同程度上都存在凝血－抗凝血功能亢进，容易形成血栓。糖耐量降低，围术期注意监测血糖的变化及含糖溶液的输注。

## 二、老年人的药理学特点

### （一）老年患者药代动力学特点

老年人体液量减少约15%，肌肉减少20%～25%，脂肪增加50%～75%，身体成分的变化会明显影响药物的分布和半衰期；血浆蛋白含量的降低可使血与血浆蛋白结合起效的药物量减少；肝功能减退、肝血流减少及肝酶活性降低均导致药物消除速率减慢。

### （二）麻醉前用药

用药量为成人正常量的1/2～2/3，应尽量选作用时间短、药效温和的药物，尽量避免麻醉性镇痛药。有心肌缺血心电图表现的患者术前应避免应用阿托品而改用丁溴东莨菪碱。

### （三）吸入性麻醉药

老年人对吸入性麻醉药的敏感性增加，表现为随着年龄的增加MAC值降低。肺泡通气量和心输出量对吸入麻醉药的摄取和分布有着重要的影响，但只要肺泡通气正常，对麻醉药进入肺泡过程影响不大，心输出量降低时麻醉药的肺泡浓度上升更迅速，麻醉加深速度更快，而肺气肿患者吸入麻醉加深和苏醒均较正常速度慢。

### （四）静脉麻醉药

老年人对镇静类药物、麻醉性镇痛药物的敏感性增加，应用药物产生镇静的作用时间延长，对静脉麻醉药所产生的呼吸抑制作用更加敏感。

## 三、老年人的麻醉特点

### （一）麻醉前准备及评估

1. 心功能及心脏疾病评估

区别心脏病的类型、判断心功能、掌握心脏氧供需状况是进行心血管系统评价的重要内容。不稳定冠脉综合征（不稳定型心绞痛和近期心肌梗死）、心力衰竭失代偿期、严重心律失常、严重瓣膜疾病明显影响心脏事件发生率。代谢当量＜4是老年患者围术期心血管事件的重要危险因素，Goldman心脏风险指数是预测老年患者围术期心脏事件的经典评估指标。老年患者心血管功能除受衰老进程影响外，还常受各种疾病的损害，对怀疑有心血管疾病的患者酌情行心脏超声、冠状动脉造影、心导管或核素等检查，以明确诊断并评估心功能。

2. 肺功能及呼吸系统疾病评估

术前合并 COPD 或哮喘的患者应当仔细询问疾病类型、持续时间及治疗情况等，术前应行肺功能和血气分析检查。正常老年人氧分压（$PaO_2$）=104.2–0.27× 年龄(mmHg)，故应正确认识老年患者的 $PaO_2$ 及脉搏血氧饱和度水平，尤其超过 80 岁的老年患者不可太苛求术前达到正常水平。

3. 术前应对老年患者的认知能力进行评估

术前认知能力较差的患者发生 POCD 的概率会明显加大，而 POCD 对患者的不良预后有直接影响。目前认为高龄、教育水平低、水电解质异常、吸烟、苯二氮䓬类药物应用、抗胆碱药物应用、术前脑功能状态差以及大手术等均是影响围术期谵妄的危险因素。

4. 肝肾功能评估

（1）轻度肝功能不全的患者对麻醉和手术的耐受力影响不大。中度肝功能不全或濒于失代偿时，麻醉和手术耐受力显著减退，术后容易出现腹水、黄疸、出血、切口裂开、无尿，甚至昏迷等严重并发症。手术前需要经过较长时间的准备方允许施行择期手术。重度肝功能不全如晚期肝硬化，常并存严重营养不良、消瘦、贫血、低蛋白血症、大量腹水、凝血功能障碍、全身出血或肝昏迷前期脑病等征象，则手术危险性极高。

（2）在人工肾透析治疗的前提下，慢性肾功能衰竭已不再是择期手术的绝对禁忌证。但总体而言，该类患者对麻醉和手术的耐受力仍差。

5. 胃肠道功能及胃肠系统疾病评估

老年人胃排空时间延长、肠蠕动减弱、食管反流征增加、咽喉部保护性反射减弱均增加围术期反流误吸的风险，故术前应重视此方面的评估。

65 岁以上的接受中大型手术的老年患者围术期易并发应激性溃疡，建议麻醉手术术前仔细询问是否有消化道溃疡病史及近期是否服用可能导致消化道出血的药物。

6. 凝血功能评估

血栓性疾病是严重危害人类健康的重要疾病之一，在老年人群中尤为突出。许多老年患者停用抗凝药物易导致围术期血栓性疾病发生，因此停用抗凝药物应当慎重。术前凝血功能检查，有助于评估患者凝血功能状态，指导术前药物的使用。

7. 内分泌功能评估

糖尿病在老年患者中高发，术前准备可参照糖尿病患者术前准备及治疗。

### （二）老年人的麻醉处理原则

1. 老年患者麻醉方式选择

尽管既往研究认为全身麻醉与区域阻滞（椎管内麻醉及神经阻滞）对于老年患者

的最终转归没有差别，即使在术后认知功能障碍发生方面也无明显差异，部分学者认为出于对老年患者脆弱脑功能的保护，推荐在能够满足外科手术条件的情况下优先选择神经阻滞技术。但由于老年人生理改变及合并疾病，往往对神经阻滞技术的敏感性增高，需要有丰富经验的麻醉医生为其实施麻醉。但由于椎管内麻醉对血流动力学、呼吸模式及肌力的影响，部分患者可能仍然需要人工气道的管理。

2. 麻醉药物的选择

老年患者的麻醉药物选择以不损害脏器功能为原则。

（1）避免影响神经递质的药物，如抗胆碱药物东莨菪碱、长托宁等以及苯二氮䓬类药物，如地西泮、咪达唑仑等。

（2）针对脆弱肝肾功能的患者，肌松药最好选择不经过肝肾代谢的药物，如苯磺顺阿曲库铵。

（3）尽量避免选择中长效类药物（包括局麻药、静脉麻醉药及吸入麻醉药等），避免药物蓄积。

（4）用药过程中切忌一次性足量给予，应遵循在观察患者反应的同时分次，小剂量给药的原则。

（5）根据患者的病情充分准备血管活性药物，尽量采用微量泵注的方式提前给药。

3. 术中输液输血管理

（1）采用目标导向液体管理策略进行液体管理，以降低患者围术期心肺肾以及肠道功能并发症，改善患者预后。

（2）对于老年患者，应积极考虑微创、低创手术以降低围术期大量出血的风险。异体血制品的输注所导致的近期以及远期风险均超过临床预期，因此原则上应严格按照指征进行输血治疗，尽量限制异体血的输注。对于非肿瘤外科手术，自体血液回收与输注有助于降低异体血输注带来的风险。

4. 麻醉管理要点

（1）维持良好的血流动力学，以保证全身氧供需平衡及重要脏器功能，避免术中低血压并维持合适的心率。需要维持血压在术前平静状态血压，严格控制液体输入量，少量使用胶体溶液，以及正确使用血管活性药物。

（2）术中机械通气期间通气参数的设定与肺功能保护。机械通气患者实施低潮气量（6～8mL/kg）+ 中度呼气末正压（PEEP，5～8cmH$_2$O）；有条件者可控制 FiO$_2$ ≤ 60%，以防止吸收性肺不张；吸呼比例维持在 1：2.0～1：2.5；苏醒期防止镇静、镇痛及肌松药物残余；存在外科相关急性炎症反应状态的患者积极给予抗感染治疗；定期使用肺泡复张手法，减少术后肺不张的发生率。

（3）术中体温监测与维护。即使轻度低体温（34～36℃）也会导致围术期出血量以及异体输血量显著升高。老年患者由于体温调节功能的严重减退，术中极易发生低体温，所以术中应实施实时体温监测，并通过保温毯、热风机、液体加温仪等设备维持术中的最低体温不低于 36℃。

（4）加强麻醉深度监测。加强麻醉镇静深度监测对避免过度镇静以及镇静不足导致术中知晓至关重要。另外，有研究证明基于麻醉深度监测的麻醉管理可以减少术后认知功能障碍的发生率。

（5）加强术后疼痛的管理。术后镇痛不良可抑制机体免疫力、增加心脑血管不良事件的发生率、延长住院时间，甚至进一步发展为术后慢性疼痛，严重影响患者预后和生活质量。但老年患者的特殊性增加了术后疼痛管理的难度，常见的影响因素有：并存疾病和用药情况、老年性生理改变、药代动力学改变及疼痛评估困难等。老年患者术后镇痛方式包括全身给药镇痛法和局部给药镇痛法。具体方式及药物的选择需根据患者的意愿和对患者情况的个体化评估。为了减少单一镇痛方式或药物的不足和副作用，可联合不同的镇痛方式或药物进行多模式镇痛（MDT）。

（6）原则上所有接受麻醉（包括全身麻醉及区域阻滞）的老年患者在离开手术室前均应在术后恢复室（PACU）进行观察。

## 第二节　心脏病患者行非心脏手术的麻醉

心脏病患者接受非心脏手术，因麻醉及手术可改变心脏功能与血流动力学，进一步加重心脏负担，故并发症及死亡率均显著高于无心脏病患者。其危险性不仅取决于心脏病变本身的性质、程度及心功能状态，还取决于外科疾病对呼吸循环及其他系统器官功能的影响、手术创伤的大小、麻醉医生和外科医生的知识技术水平、围术期监测手段及对突发情况的判断和处理能力。

### 一、麻醉前评估

相关详细内容请参考本书第一章。在对患者进行常规检查评估的基础上，需全面了解心血管系统病变的严重程度，评估其功能状态，预计承受麻醉及手术的能力，并制订相应的麻醉方案。

#### （一）复习病史

（1）了解各种心脏病的病理生理学改变、病程时间及诊疗经过。

（2）现阶段心功能情况及是否曾出现过心功能不全情况，诊疗经过与效果。

（3）既往病史与治疗情况，如风湿热、高血压、脑血管意外、冠心病、哮喘、肺炎等。

（4）现阶段使用药物治疗情况，如 β 受体阻滞剂、钙通道阻滞剂、强心苷类、硝酸酯类、利尿剂等。

## （二）体格检查

1. 常规检查

血压、脉搏、皮肤和黏膜颜色和温度、发育程度、精神状态、合作程度、气道评估。

2. 心肺检查

强调术前心肺听诊的重要性，同时检查是否存在颈静脉怒张、呼吸急促、肝大、下肢水肿等慢性心力衰竭的表现。

3. 特殊检查

（1）常规心电图及 24h 动态心电图。

（2）胸部 X 线：了解心脏大小、心胸比例、肺淤血及肺水肿情况。

（3）超声心动图：确定是否存在心脏结构性异常及心室收缩舒张功能。

（4）冠状动脉造影：冠状动脉造影是判断冠状动脉病变的金标准，可精确判断冠状动脉狭窄部位及程度。

4. 心功能分级及危险因素判断

（1）测定心功能的方法有很多，其中根据心脏对运动量的耐受程度而进行的心功能分级是比较简易而且很实用的方法，一般分为 4 级见表 5–1。

（2）美国纽约心脏协会（NYHA）心功能分级。

（3）多因素心脏危险指数（Goldman 评分）。

（4）手术危险类型分类见表 5–2。

**表 5–1　心功能分级**

| 心功能分级 | 屏气试验 | 临床表现 | 临床意义 | 麻醉耐受力 |
| --- | --- | --- | --- | --- |
| 1 级 | ＞ 30s | 可耐受日常体力活动，活动后无心慌、气短等不适感 | 心功能正常 | 良好 |
| 2 级 | 20 ~ 30s | 对日常体力活动有一定的不适感，往往自行限制或控制活动量，不能跑步或从事体力工作 | 心功能较差 | 如处理得当、正确，耐受力较好 |
| 3 级 | 10 ~ 20s | 轻度或一般体力活动后有明显不适感，心悸、气促明显，只能胜任极轻微的体力活动或保持静息状态 | 心功能不全 | 麻醉前应充分准备，围术期避免增加心肺负担 |
| 4 级 | ＜ 10s | 不能耐受任何体力的活动，静息状态下仍感气促，不能平卧，有端坐呼吸及心动过速等表现 | 心功能衰竭 | 极差，择期手术应推迟 |

表 5-2 手术危险程度分级

| 高危手术 | 中危手术 | 低危手术 |
|---|---|---|
| 重症急症手术 | 颈动脉内膜剥脱术 | 白内障手术 |
| 主动脉和大血管手术 | 头颈部手术 | 乳房手术 |
| 长时间手术 | 腹部手术 | 体表手术 |
| 大量失血失液的手术 | 胸部手术 | |
| | 整形外科手术 | |

## 二、麻醉前准备与用药

尽可能改善患者的心脏功能及全身状态，对并发症给予治疗和控制，减轻或解除患者的焦虑、恐惧和紧张情绪。

### （一）心血管药物调整

（1）洋地黄类：主张在术前 1 天或手术当天停止用药。

（2）β 受体阻滞剂及钙通道阻滞剂：术前不主张停药，必要时可以进行药量调整。

（3）抗高血压药物：术前不主张停药。

（4）利尿剂：可应用保钾利尿剂替代呋噻米，监测血钾水平。

### （二）麻醉前用药

（1）术前紧张焦虑可增加心脏耗氧量，加重心脏负担，所以一般应给予足够的镇静及适当的镇痛，以不影响呼吸循环为宜。

（2）根据心血管疾病的特征选择抗胆碱类药物，长托宁对 $M_2$ 受体无作用，不会提升心率，不增加心脏氧耗；丁溴东莨菪碱不通过血－脑屏障，故中枢神经作用较弱，不增加术后认知功能障碍的发生率。

### （三）术前准备目标

（1）心肺功能已得到最大限度的优化。

（2）血清电解质紊乱得以纠正，无明显酸碱失衡。

（3）红细胞比积＞ 30%。

## 三、麻醉方式选择及处理原则

### （一）麻醉方式的选择

可根据手术部位、类型，手术大小以及对血流动力学的影响，患者状态，麻醉医生的专业技术水平和条件综合考虑选择适宜的麻醉方法。

（1）患者病情稳定，可酌情选择低位硬膜外阻滞及区域阻滞，连续硬膜外阻滞应严格控制麻醉平面在 T10 水平以下。因腰麻易出现比较明显的血流动力学波动，不适宜应用。

（2）患者病情严重、心功能较差、手术复杂、创伤大、时间长，均应采用气管插管全身麻醉，以妥善管理呼吸及循环。

### （二）麻醉期间处理原则

麻醉过程力求平稳，循环状态稳定，通气适宜，保证心脏氧供需平衡。麻醉深度适宜，既能控制应激反应，又不过度抑制循环。

（1）全麻诱导期应在维持心排量的基础上充分抑制气管插管引起的应激反应。诱导药物可采取分次静脉注射的方式，适当延长诱导时间，同时可以采用甲氧明微量泵入，在提高心排量的基础上保证麻醉深度。

（2）维持适宜的麻醉深度，所有的麻醉药物对血流动力学的影响均与剂量相关。

（3）维持合理的通气量，避免缺氧及二氧化碳蓄积。

（4）维持合适的前负荷，术中输血及输液得当，必要时应行血流动力学指导下的目标导向液体治疗。

（5）加强术中监测，尽早识别及处理各种并发症。

（6）术中监测血气及电解质，及时进行纠正。

（7）对影响循环的心律失常进行病因判断并及时处理。

（8）尽可能缩短手术时间并减轻手术创伤。

（9）良好的术后镇痛。

### （三）术中监测

1. 常规监测

心电图、脉搏血氧饱和度、无创血压、呼末二氧化碳、体温。

2. 心排量监测

（1）有创动脉压力监测：可以反映血压时时变化，有利于判断病情改变并在第一时间给予处置。

(2) 中心静脉压监测：中心静脉压力的变化趋势较其绝对值更有意义。

(3) 肺动脉导管：经皮穿刺，导管经上腔或下腔静脉依次到达右房、右室，最后到达肺动脉及其分支。通过肺动脉导管可以测定心脏各部位的血氧饱和度、血氧含量、肺动脉压、肺动脉楔压、心排量、右心室射血分数等，是对心脏病及休克患者进行诊断、治疗、观察病情和评估疗效较为准确的方法。但对于三尖瓣狭窄或肺动脉瓣狭窄、右房及右室内肿瘤、法洛四联症患者不宜使用，严重心律失常、凝血功能障碍、近期放置临时起搏导管者也作为相对禁忌证。

(4) 经食管心脏超声（TEE）：通过多平面、多方位超声成像，完整评价整个心脏的解剖结构和功能，并能在术中对心脏进行动态监测，评价室壁的收缩期增厚率和内膜移动幅度以评估心肌收缩力。总体来讲，围术期 TEE 可以监测各腔室的形态、大小、有无血栓及肿瘤；各室壁的形态及运动；各瓣膜的形态、结构和运动；各房室瓣口、动静脉口及管腔、房室间隔之间的血液流动情况；有效循环血量及心排量；监测癌栓、气栓及辅助肺动脉栓塞的诊断。

(5) 有创及无创连续心排量监测：有创及无创连续心排量监测包括 Vigileo、picco、Lidco 等方式，可动态进行每搏变异度、每搏量、心排量、心指数、外周循环阻力、中心静脉血氧饱和度等血流动力学指数的监测。血流动力学相关监测一般应用于危重患者或高危手术，指导围术期血管活性药物及液体管理。

## 四、各类心脏病患者非心脏手术麻醉的特点

### （一）先天性心脏病

(1) 临床症状较轻的先心病患者，手术与麻醉的耐受性较好，但应重视以下情况：

①是否存在肺动脉高压及肺动脉高压的程度。②严重的主动脉瓣或瓣下狭窄及未根治的法洛四联症。③是否发生过充血性心力衰竭、心律失常、晕厥和运动量减少等情况。

(2) 心肺功能受损有较大危险性的临界指标包括：

①慢性缺氧（$SaO_2 < 75\%$）。②肺循环、体循环血流比 > 2。③左或右心室流出道压力差 > 50mmHg。④重度肺动脉高压。⑤红细胞增多，HCT > 60%。

(3) 左向右分流型先心病（动脉导管未闭、室间隔或房间隔缺损）患者心功能良好，无严重肺动脉高压，麻醉处理和正常患者类似。而右向左分流的患者，当肺血管阻力增加或外周血管阻力降低的时候均可加重右向左的分流而使患者缺氧加重，所以此类患者需维持适宜的体循环压力以减少分流提高 $PaO_2$。

(4) 左心室流出道梗阻的患者，麻醉期间应注意维持冠状动脉灌注压和心肌正性肌力的平衡，保持氧供需平衡，维持外周血管阻力以保持足够的冠状动脉灌注压，较

浅的静脉复合麻醉有益于此类患者。

## （二）冠心病患者的麻醉

由于冠状动脉粥样硬化所致冠状动脉管腔狭窄甚至闭塞，从而导致冠状动脉血流减少，心肌的氧供需失衡的心脏病，称为冠状动脉性心脏病（简称冠心病）。冠心病患者的麻醉是心脏病患者行非心脏手术麻醉中最为多见的病例。

1. 冠心病易患因素

①男性。②老年患者。③吸烟史。④高血压史。⑤糖尿病、高脂血症。⑥血管病变。⑦肥胖。

2. 对已诊断的冠心病患者应了解

①是否曾发生过心肌梗死：发生在 7d 以内的称为急性心肌梗死；7 ~ 30d 之间称为近期内心肌梗死；1 ~ 6 个月之间称为急性心肌梗死康复期；6 个月以上称为陈旧性心肌梗死。②心绞痛类型和发作情况。③心功能状况。④体能状况。

3. 既往心肌梗死患者的手术时间选择

①心肌梗死后心脏功能康复约需 30d，因此任何类型的手术最好不要在此期间进行。②心脏功能的储备比心肌梗死后时间间隔更有意义。③心肌梗死后近期内静息性心绞痛复发、心功能衰竭且 EF 值＜ 30%；心肌梗死发生 48h 后又发生室速和室颤，均提示心功能储备严重下降，为外科手术的绝对禁忌证。④建议普通的外科择期手术延迟至心肌梗死 6 个月以后进行。⑤限期手术对于低危患者可于心肌梗死后 4 ~ 6 周之后进行，高危患者应先行冠状动脉旁路术（CABG）或经皮冠状动脉血管内成形术（PTCA）后再行外科手术治疗。⑥对于危及生命的外科疾病，虽然风险极高但不能因为禁忌而拒绝手术。术中应全面监测患者的血流动力学，力求平稳。

4. 术前检查

①心电图：多数冠心病患者会出现心电图的改变，如 ST–T 改变、前期收缩、传导异常、房颤、左心室肥大等，但至少有 15% 的患者无任何异常表现。可作为术前进一步心脏检查的依据，并可与术中及术后心电图改变进行对比。②超声心动图：了解心脏内结构性改变、室壁运动情况、瓣膜活动情况及射血分数。另外可利用药物或运动使心脏应激，可以发现心脏应激后心肌缺血的表现（出现室壁活动异常或原有室壁活动异常加重）。③冠状动脉造影：患者出现药物难以控制的心绞痛或静息状态下心绞痛；近期心绞痛症状加重；运动试验心电图阳性；超声心动图应激试验有异常的室壁活动应建议进行冠状动脉造影检查。但如果患者无法进行 CABG 或 PTCA，冠脉造影只会增加住院费用和危险而无益处。

5. 增加冠心病患者行非心脏手术危险的其他系统疾病：

①糖尿病。②高血压。③心脏瓣膜病。④慢性阻塞性肺疾病。⑤肾功能不全。

⑥血液系统疾病。

6. 冠心病患者危险程度评估：

①高危因素：不稳定冠脉综合征、失代偿性充血性心力衰竭、显著的心律失常（高度房室传导阻滞、心脏病基础上的有临床症状的室性心律失常、未控制心室率的室上性心律失常）、严重的瓣膜疾病。②中危因素：轻度心绞痛、心肌梗死病史超过30d（病史或病理性Q波）、代偿性充血性心力衰竭或充血性心力衰竭病史、糖尿病（特别是胰岛素依赖型糖尿病）、肾功能不全。③低危因素：高龄、心电图异常（左室肥厚、左束支传导阻滞及ST–T异常）、非窦性心律、体能储备差（MET＜4）、脑血管意外病史、高血压未得到控制。④手术因素：手术危险程度分级。⑤体能储备评估：运动当量（MET）。

7. 评估后处理

①取消手术，建议先行CABG或PTCA手术。②推迟手术，进行必要的内科治疗稳定病情以降低手术风险。③进行手术。

8. 麻醉管理

无论是区域阻滞或是全身麻醉，此类患者的管理要点是维持心肌氧供需平衡，降低氧耗并增加氧供（表5–3）。

表5–3 心肌氧供及氧耗影响因素

| 心肌氧供减少 | | 心肌氧耗增加 |
|---|---|---|
| 冠脉血流减少 | 血液携氧能力下降 | |
| 心动过速 | 贫血 | 心动过速 |
| 舒张压过低 | 低碳酸血症 | 心肌收缩力增强 |
| 前负荷增加 | 氧离曲线左移 | 心室壁张力增加 |
| 低碳酸血症 | | （心室前负荷增加） |
| 冠脉痉挛 | | （心室后负荷增加） |

①麻醉方式的选择并不影响最终的结局，但合理的麻醉选择可使麻醉管理更加简单和方便。②高位硬膜外阻滞对冠心病患者是否有利取决于多种因素。一般认为阻滞平面达T1水平可阻断交感神经兴奋所引起的冠脉收缩，但最终效果取决于多方面因素的平衡。③全麻诱导及苏醒期比较容易发生心肌缺血，建议全麻药物与血管活性药物联合使用。苏醒期应避免疼痛、躁动及通气不足等情况。

9. 围术期心肌缺血和心肌梗死：

①围术期心肌缺血多发生于术后早期，术中心肌缺血并不多见，且与术后心肌梗死发生无相关性。②术后心肌梗死之前均以ST段压低为先导症状。③术后心肌梗死超过50%为静止型。④大多数心肌梗死发生在术后24～48h之内。⑤术后心肌梗死的死亡率＜10%～15%。

## （三）高血压患者的麻醉

高血压是以体循环动脉压增高为主要表现的临床综合征，是常见的心血管疾病，也是威胁中老年人健康的主要疾病之一。随着社会老龄化现象的日趋明显，合并高血压的手术患者数量不断增加，高血压合并靶器官损害患者的数量也不断增加，导致麻醉危险性也明显增加。

高血压患者在手术麻醉期间血压的波动几乎无法避免。若血压升高或降低超过生理允许范围，必将导致严重的并发症，如脑卒中、脑缺氧、心肌缺血、心肌梗死、肾功能衰竭等。因此围术期如何维持患者血压相对稳定，将血压调控在生理允许范围内是高血压患者麻醉期间管理的关键所在。

1. 原发性高血压的定义及分级

非同日重复多次测量成人收缩压（SBP）≥ 140mmHg 和（或）舒张压（DBP）≥ 90mmHg 即可诊断为高血压。高血压患者中 90% ~ 95% 为原发性高血压，余为继发性高血压。

原发性高血压分级见表 5–4。

**表 5–4　原发性高血压分级**

| 原发性高血压分级 | 血压 |
|---|---|
| 正常血压 | 收缩压＜ 130mmHg 和舒张压＜ 85mmHg |
| 正常高值 | 收缩压 130 ~ 139mmHg 和舒张压 85 ~ 89mmHg |
| 1 级高血压 | 收缩压 140 ~ 159mmHg 和（或）舒张压 90 ~ 99mmHg |
| 2 级高血压 | 收缩压≥ 160mmHg 和（或）舒张压≥ 100mmHg |

2. 围术期高血压

从确定手术治疗到与本次手术有关的治疗基本结束期间内，患者的血压高于正常血压的 30%，或者 SBP ≥ 140mmHg 和（或）DBP ≥ 90mmHg。它的范围不仅仅局限于麻醉期间，更包含了离开手术室回到病房进行后续治疗的时期。实际上，术前血压越高，血压控制时间越短的患者，术中及术后出现血压波动的情况越常见，发生心脑血管意外的可能性也就越大。常见原因如下：

①原发性高血压。②继发性高血压：如嗜铬细胞瘤手术刺激瘤体引起血压升高。③手术刺激强烈，麻醉深度不足。④麻醉相关操作：气管插（拔）管、气管内吸痰等。⑤缺氧和二氧化碳蓄积：轻度缺氧兴奋循环，而重度缺氧则抑制循环。⑥其他因素：颅内压升高、尿潴留、药物使用不当、躁动、寒战、术后疼痛、恶心呕吐等。

3. 麻醉期间血压波动允许的生理范围

血压波动应维持在患者基础血压的 ±20% 以内，在上述范围内各组织器官灌注良好。对于高血压患者而言，血压适宜维持在（110 ~ 150）mmHg/（70 ~ 100）mmHg。

4. 术前评估及准备

（1）术前对高血压患者作出全面合理的评估，应明确以下方面：①判断高血压是原发性还是继发性，并应警惕未诊断出的嗜铬细胞瘤。②高血压分级及进展情况。③靶器官受累情况：心功能、是否有脑血管意外、肾脏功能。④高血压治疗过程及控制情况。

（2）术前准备：①术前血压控制目标为 SBP ＜ 140mmHg，DBP ＜ 100mmHg。长期服用抗高血压药物的患者应延续用药直至术晨。②长期服用利血平或含有利血平成分的复方型降压药的患者，术前至少应停药 7d，由其他药物替代。因利血平可使体内儿茶酚胺耗竭，术中可能出现严重低血压。间接作用的拟交感药物麻黄碱和多巴胺升压效果往往不明显，而直接作用的拟交感药物肾上腺素及去甲肾上腺素可发生增敏效应引起血压骤升。但术前未能停用利血平的患者并不是接受麻醉的禁忌证。③长期应用可乐定的患者突然停药 24h 后可出现可乐定停药综合征，表现为躁动、头痛、腹痛、恶心呕吐、血压严重升高甚至高血压危象。术前服用可乐定的患者如预估术后很快可恢复口服药物则术前继续服用，如术后不能口服，手术前 3 天应逐渐减量，改用注射剂至术前一日停用，术后先用注射剂至恢复口服用药。④长期服用利尿剂或含利尿剂的复方制剂时应注意是否合并电解质紊乱，尤其是低血钾。⑤其他抗高血压药物的术前调整。⑥术前做好访视工作，消除患者精神紧张及焦虑。手术前晚口服催眠镇静药物，保证良好睡眠。麻醉前给予镇静及镇痛处理，减少不良刺激。对于术前血压偏高的患者可使用长托宁等其他抗胆碱类药物替代阿托品。

5. 麻醉管理要点

（1）根据患者情况、手术类型及麻醉医生的技术水平合理选择麻醉方式。

（2）维持循环稳定是高血压患者术中管理的重点和难点。一般以患者平素自我感觉良好状态下的血压为基础值，上下波动在 20% 以内。术中不强求血压维持在正常血压范围内。

（3）术中降压药宜选择短效药物，强调小剂量分次或微量持续泵注，使血压调整幅度小、波动小。

（4）维持适宜的麻醉深度。根据手术步骤的刺激强度提前调整麻醉深度，必要时合用血管活性药物。

（5）术中维持适宜的循环血量，在维持循环的前提下可采用限制性输液的策略，避免苏醒期交感兴奋导致心脏前后负荷增加，进而增加心肌耗氧量。

（6）术中最好行有创动脉压力监测，手术创伤大、患者病情重可行中心静脉压及心排量监测。

## （四）瓣膜性心脏病患者麻醉

1. 几种常见瓣膜病的病理生理改变

（1）二尖瓣狭窄（Mitral Stenosisi，MS）：正常人二尖瓣瓣口面积为 4～6cm$^2$，瓣口长径为 3～3.5cm。当瓣口面积＜ 2.5cm$^2$ 或瓣口长径＜ 1.2cm 时才会出现不同程度的临床症状。轻中度二尖瓣狭窄由于舒张期血液从左心房至左心室受阻，左心房发生代偿性扩大及肥厚以增强收缩力。随着病情加重，左心房代偿性扩大、肥厚及收缩都难以克服瓣口狭窄所导致的血流动力学障碍，会在左房压力增加的基础上出现肺静脉和肺毛细血管压力相继升高、管径扩大、管腔淤血。一方面引起肺顺应性的下降、低氧血症；另一方面当肺毛细血管压力突然明显升高时，血浆和血细胞渗入肺泡内，引起急性左心衰竭、急性肺水肿的表现。

（2）二尖瓣关闭不全（Mitral Regurgitation，MR）：在心室收缩期，血液经关闭不全的瓣口反流回左心房，与肺静脉回流至左房的血液汇总，在舒张期充盈左室，导致左房及左室容量负荷增加。代偿期间根据 Frank-Starling 机制，左室每搏量增加，同时部分血液排入低压的左房，从而有利于左室排空。因此在代偿期，左心每搏量明显增加，射血分数可完全正常。但随着病情加重，左室收缩功能恶化，每搏量将进行性下降，最终导致左心衰竭。

（3）主动脉瓣狭窄（Aortic Stenosis，AS）：正常主动脉瓣瓣口面积≥ 2cm$^2$，当瓣口面积＜正常值的 1/4 时将影响心排量、血压等血流动力学指标，当瓣口面积＜ 0.8cm$^2$ 时可造成严重的血流动力学障碍。一般根据左心室与升主动脉之间的收缩期压力阶差和主动脉瓣口面积来划分主动脉瓣狭窄程度，但标准不一。主要病理生理改变是左心室阻力负荷增加，左室搏动增强、收缩期延长，左室逐渐出现向心性肥厚。肥厚的心室壁张力增加、顺应性降低，严重时可出现心内膜下心肌组织纤维化和心肌缺血等病变。初期表现为左室心腔容积缩小，久之左心室扩张、每搏量明显下降、舒张末期压力增高，甚至出现心功能衰竭。主动脉瓣狭窄的典型临床表现为心绞痛、晕厥及猝死。

（4）主动脉瓣关闭不全（Aortic Insufficiency，AI）：心室舒张期血液从主动脉反流回左室，同时左室还接纳来自左房的血液充盈，引起左室容量负荷增加，根据 Frank-Starling 理论，左室每搏量增加。但随着病情加重，左室收缩能力下降，导致左房及肺循环淤血，最终发生左心功能衰竭。

2. 麻醉前的评估与准备

了解瓣膜病的类型、病程、有无风湿活跃、有无心内膜炎、肺动脉高压的程度、心律失常的类型、心肌收缩力损害程度及治疗情况。瓣膜疾病的患者需要注意是否存在慢性心力衰竭，症状严重者应先优化心脏功能再行手术治疗。

3. 麻醉处理要点

维持适宜的前后负荷及心率见表 5–5。

表 5–5　各种瓣膜病麻醉管理要点

| 病变 | 前负荷 | 后负荷 | 管理目标 | 避免 |
|---|---|---|---|---|
| AS | 增加 | 增加 | HR：70 ~ 85 次 /min，窦性心律 | 心动过速、心动过缓及低血压 |
| AI | 增加 | 降低 | HR：85 ~ 100 次 /min，增加前向性血流 | 心动过缓 |
| MS | 正常 | 正常 | HR：65 ~ 80 次 /min，控制心室应激 | 心动过速及肺心管收缩 |
| MR | 增加 | 降低 | HR：80 ~ 95 次 /min，轻度增加心率 | 心肌抑制 |

## （五）心肌病患者的麻醉管理

1. 肥厚性梗阻型心肌病（Hypertrophic Obstructive Cardiomyopthy，HOCM）

（1）肥厚性梗阻型心肌病是肥厚型心肌病（Hypertrophic Cardiomyopthy）中的一种特殊类型。特点为室间隔非对称性肥厚，促使左室流出道不同程度的狭窄，造成左室腔内梗阻。左室代偿性肥厚，舒张功能降低，心肌缺血、体循环供血不足。

（2）由于硬膜外麻醉扩张外周血管，降低心脏前后负荷，可加重左室流出道梗阻，因此不推荐采用硬膜外麻醉，建议选择全身麻醉。

（3）全身麻醉诱导及维持宜选择对循环抑制轻微的药物，管理目标是维持适宜的前后负荷。

（4）对此类患者术中使用血管活性药物必须慎重。术中低血容量、心动过速、外周血管扩张及心肌收缩力增强均可加重左室流出道梗阻，促使病情恶化甚至猝死，围术期应尽量避免。

（5）术中如出现低血压，应在适当扩容的基础上使用纯 α 肾上腺素能受体激动药（如去氧肾上腺素及甲氧明）以升高血压并减轻左室流出道压力。

（6）术中避免使用强心药、β 肾上腺素能受体激动剂及扩血管药物。

（7）围术期加强血流动力学监测。

2. 扩张性心肌病（Dilated Cardiomyopathy，DCM）

（1）扩张性心肌病以左心室（多数）或右心室有明显扩大，伴心室收缩功能减退，以心脏扩大、心力衰竭、心律失常、栓塞为基本特征，病死率高。通常其症状出现后的 5 年存活率约为 40%。因心腔扩张，二尖瓣及三尖瓣相对关闭不全，心脏收缩力极差，行非心脏手术治疗的麻醉风险极大。

（2）麻醉管理目标：适度增加前负荷及降低后负荷以维持正常的心排量。

（3）充分术前准备：强心及 β 受体阻滞剂治疗，优化心功能。

（4）区域阻滞及硬膜外阻滞可降低后负荷，可作为该类患者的麻醉方法。

（5）术中应维持心肌氧供需平衡、维持血流动力学稳定。继续使用强心药物及 β

受体阻滞剂。

(6) 连续监测心排量，指导血管活性药物及液体治疗。

### (六) 预激综合征患者的麻醉管理

1. 预激综合征

预激综合征 (Pre-excitation Syndrome) 也称为 WPW 综合征，是一种房室传导的异常现象，冲动经附加通道 (不经过房室结) 由心房下传并提早兴奋心室的一部分或全部，引起部分心室肌提前激动。

单纯的预激并无临床症状，当并发房扑或房颤时，心室率可达 200 次 /min 左右，除心悸等不适外还可发生休克、心力衰竭甚至猝死。

2. 手术时机的选择

(1) 曾有预激发作的患者建议行射频消融术后再行择期手术治疗。

(2) 无预激发作的患者可考虑正常进行麻醉处理。

3. 麻醉管理要点

(1) 围术期避免使用兴奋心脏、加快心率的药物，避免诱发心律失常。

(2) 伴发室上性心动过速时与一般患者治疗原则相同。备好抗心律失常药物，如普罗帕酮、维拉帕米、去氧肾上腺素等，当药物治疗无效时应及时实施直流电复律。

(3) 预激合并房扑或房颤时禁用洋地黄制剂、维拉帕米、β 受体阻滞剂、新斯的明及 ATP。血流动力学稳定者可考虑使用胺碘酮、普罗帕酮控制心室率，不稳定者应及时使用直流电复律。

## 第三节　肥胖患者的麻醉

随着生活水平和饮食结构的不断发展和变化，我国人口的肥胖率也在不断增长。根据 2012 年“中国居民营养与健康状况调查”，全国 18 岁及以上成人超重率为 30.1%，肥胖率为 11.9%，较 2002 年上升了 7.3 和 4.8 个百分点。肥胖人群可发生多种并发症，包括冠心病、原发性高血压、高血脂、骨关节退行性病变、阻塞性睡眠呼吸暂停综合征等。肥胖患者围术期并发症的发生率也显著高于正常体重患者，麻醉管理有其特殊性，需对肥胖患者的病理生理改变，患者术前心肺功能的评估以及术中、术后并发症的预防和处理有深入的了解，做好充分准备，保证此类患者手术麻醉安全。

## 一、肥胖的定义

体重指数（Body Mass Index，BMI）是评估患者体重状态最常用的衡量指标，即患者的体重（以 kg 计算）除以身高（以 m 计算）的平方（$BMI=kg/m^2$）。世界卫生组织定义 BMI ≥ 25kg/m² 为超重，≥ 30kg/m² 为肥胖，针对亚太地区人群的体质及其与肥胖有关疾病的特点，BMI 23 ~ 24.9kg/m² 为肥胖前期，≥ 25kg/m² 为肥胖。BMI 是一种较为粗略的指标，定义肥胖特异性高，敏感性低。相同 BMI 值的女性体脂百分含量一般大于男性。

在临床中使用腰围（Waist Circumference，WC）而不是 BMI 来定义促成代谢综合征的脂肪重量成分。腰围指腰部周径的长度，是衡量脂肪在腹部蓄积程度的最简单、实用的指标。脂肪在身体内的分布，尤其是腹部脂肪堆积的程度与肥胖相关性疾病有更强的相关性。腰围的测量采用最低肋骨下缘与髂嵴最高点连线的中点作为测量点，被测者取直立位在平静呼气状态下，用软尺水平环绕于测量部位，松紧度适宜，测量过程中应避免吸气，并保持软尺各部分处于水平位置。我国提出了中国人肥胖诊断 BMI 界值，并结合腰围来判断相关疾病的危险度。

中国成人超重和肥胖的体重指数和腰围界限值与相关疾病危险的关系见表 5-6。

**表 5-6 中国成人肥胖与疾病危险关系表**

| 分类 | 体重指数（kg/m²） | 腰围（cm） | | |
|---|---|---|---|---|
| | | 男：＜ 85<br>女：＜ 80 | 男：85 ~ 95<br>女：80 ~ 90 | 男：≥ 95<br>女：≥ 90 |
| 体重过低 | ＜ 18.5 | — | — | — |
| 体重正常 | 18.5 ~ 23.9 | — | 增加 | 高 |
| 超重 | 24 ~ 27.9 | 增加 | 高 | 极高 |
| 肥胖 | ≥ 28 | 高 | 极高 | 极高 |

## 二、肥胖的病理生理改变

1. 脂肪分布

腹部肥胖在男性更为常见，髋部、臀部周围的外周脂肪更多见于女性。如脂肪主要在腹部和腹腔内蓄积过多，称为“中心型肥胖”。中心型肥胖相关的代谢紊乱发生率较高，更易合并代谢综合征。目前认为腰臀比男性＞ 1、女性＞ 0.8 是缺血性心脏病、脑卒中、糖尿病的一项强的预测指标。

2. 代谢综合征

肥胖患者多合并代谢综合征（Metabolic Syndrome，MS），伴有腹型肥胖、血脂代谢异常、血糖升高或胰岛素抵抗、原发性高血压以及其他特点。MS 与心血管事件显著相关。国际糖尿病联盟（IDF）提出代谢综合征的新诊断标准见表 5–7。

表 5–7　代谢综合征诊断标准

| 指标 | 定义值 |
| --- | --- |
| 基本条件 | |
| 中心性肥胖 | 男性腰围≥ 90cm；女性腰围≥ 80cm |
| 合并下列 4 项中任意 2 项 | |
| 甘油三酯水平升高 | ＞ 1.7mmol/L，或已接受相应治疗 |
| 高密度脂蛋白水平降低 | 男性＜ 0.9mmol/L，女性＜ 1.1mmol/L 或已接受相应治疗 |
| 血压升高 | 收缩压≥ 130mmHg 或舒张压≥ 85mmHg 或已接受相应治疗或此前已诊断原发性高血压 |
| 空腹血糖升高 | ≥ 5.6 mmol/L 或已接受相应治疗或此前已诊断 2 型糖尿病 |

3. 肥胖对呼吸功能的影响

（1）顺应性降低：肥胖患者胸部和腹部脂肪堆积，肺动脉血容量增加导致肺和胸壁的顺应性均降低，气道阻力增加。呼吸系统总体顺应性可降低 35%，仰卧位时更加明显。

（2）功能残气量下降：膈肌抬高，补呼气量、功能残气量、肺活量及肺总量均减少，而闭合容量增加，部分小气道提前关闭，可产生通气 / 血流（V/Q）失调。全身麻醉使这些变化更加明显，肥胖患者麻醉后功能残气量减少 50%，而非肥胖患者只减少 20%。功能残气量的降低导致肥胖患者耐受呼吸暂停的能力下降，即氧储备能力下降。

（3）静息代谢率、氧耗及呼吸做功增加：体重增加，氧耗及二氧化碳生成增多，肥胖患者需增加分钟通气量来维持血中正常的二氧化碳，使得肥胖患者呼吸肌做功远远大于正常人群。

（4）阻塞性睡眠呼吸暂停（Obstructive Sleep Apnea，OSA）：肥胖是导致 OSA 最主要的危险因素。头颈部脂肪的堆积会导致上气道尤其咽腔部位的狭窄，部分患者出现阻塞性睡眠呼吸暂停低通气综合征（Obstrucutive Sleep Apnea Syndrome，OSAHS）。OSAHS 患者即使是轻度镇静也可引起气道的完全塌陷和（或）呼吸暂停，同时慢性的 OSAHS 还会导致肺动脉高压、右心室肥厚和（或）右心室衰竭。

4. 肥胖对循环功能的影响

（1）高血压：肥胖患者患轻度至中度高血压的概率较体态正常者高 3 ~ 6 倍，50% ~ 60% 肥胖患者患高血压。其机制与胰岛素对交感神经系统的作用及细胞外液体容量有关。体重减轻可明显改善甚至完全消除高血压。

（2）冠心病：肥胖可能是缺血性心脏病的独立危险因素，年轻的肥胖患者可见其单支血管的冠状动脉病变发生率较高，尤其可见于右冠状动脉。

（3）心力衰竭：肥胖是心力衰竭的一项独立危险因素，机制可能是容量超负荷和血管硬化导致心脏结构性和功能性改变，心力衰竭是发生术后并发症的主要危险因素。

（4）心律失常：窦房结功能紊乱和传导系统脂肪浸润可导致心律失常的发生率增加，如房颤发生率增加 1.5 倍，随着 BMI 的增加，QT 间期延长的发生率也相应增加。

5. 肥胖对消化系统的影响

（1）肝胆疾病：肥胖是非酒精性脂肪肝最重要的危险因素，多合并肝功能异常，故选择麻醉药物时应关注其对肝功能的影响。

（2）胃排空及胃食管反流病：肥胖患者在平卧时，腹内压明显升高，合并胃容量的扩大，围术期发生反流误吸的可能性增高。

6. 肥胖对血栓性疾病的影响：肥胖患者由于 OSAHS 导致红细胞增多，血脂升高，使血液处于高凝状态，进而增加心肌梗死、脑卒中及动静脉血栓形成的风险。

7. 肥胖对其他系统的影响：肥胖患者的免疫功能受到抑制，围术期感染的发生率增加，称为肥胖炎性综合征；肥胖患者还可伴有自主神经系统功能障碍和周围神经病变症状；骨关节炎和退行性关节病趋势与肥胖密切相关。

## 三、麻醉前评估与准备

肥胖患者麻醉前评估的重点在于心肺系统的变化和困难气道的评估。通过询问有无高血压、肺动脉高压、心肌缺血病史，以及对心电图、心脏彩超等检查全面评估，肺功能、动脉血气有助于对肺功能及储备能力进行评估。同时应重点识别和筛查 OSAHS 和高血栓风险的患者。减肥手术死亡风险分层（Obesity Surgery Mortality Risk，OS-MRS）同样适用于肥胖患者行非减肥手术的风险评估见表 5-8。

**表 5-8　减肥手术死亡风险分层**

| 危险因素 | 评分（分） |
|---|---|
| BMI ＞ 50kg/m² | |
| 男性 | |
| 年龄＞ 45 岁 | 1 |
| 高血压 | 1 |
| 肺栓塞危险因素 | 1 |
| 既往静脉血栓形成 | 1 |
| 腔静脉滤器植入 | 1 |
| 低通气（OSAHS）t | |
| 肺动脉高压 | |

注：死亡风险：0 ~ 1 分，0.2% ~ 0.3%；2 ~ 3 分，1.1% ~ 1.5%；4 ~ 5 分，2.4% ~ 3.0%。

常规进行困难气道的评估，如颈围大小、头颈活动度、颞下颌关节活动度、舌体大小、张口度及 Mallampati 分级等，并做好困难气道的准备。

术前应用镇静和抗焦虑药物时应注意保持呼吸道通畅，或尽量避免麻醉性镇痛药物的使用或小剂量使用。术前可应用 $H_2$ 受体阻滞药预防减轻误吸的危害。肥胖患者术后深静脉血栓形成是术后早期猝死的独立危险因素，因此建议术前即开始抗凝治疗。

## 四、麻醉管理要点

### （一）肥胖患者的麻醉用药

（1）肥胖影响麻醉药物的分布、蛋白结合和排泄。在应用麻醉药物时需考虑患者的总体重（Total Body Weight，TBW）、理想体重（Ideal Body Weight，IBW）、瘦体重（Lean Body Weight，LBW）及校正体重（Adjusted Body Weight，ABW）。

① TBW：患者实际体重。② IBW：按照正常体脂比，随年龄变化，可由身高和性别近似计算，即男性 = 身高 –100，女性 = 身高 –105。③ LBW：去掉脂肪的体重，常用计算公式如下：

$$\text{LBW（kg）} = \frac{9270 \times \text{TBW（kg）}}{6680+[216 \times \text{BMI（kg/m}^2\text{）}]}\text{（男性）}$$

$$\text{LBW（kg）} = \frac{9270 \times \text{TBW（kg）}}{8780+[244 \times \text{BMI（kg/m}^2\text{）}]}\text{（女性）}$$

④ ABW：调整体重的计算考虑到肥胖者瘦体重和药物分布容积的增加。

$$\text{ABW=IBW+0.4} \times \text{（TBW–IBW）}$$

（2）常用麻醉药物用量见表 5–9。

**表 5–9 肥胖患者麻醉药物推荐使用方法**

| 根据 LBW 计算给药 | 根据 TBW 计算给药 |
|---|---|
| 丙泊酚（维持剂量） | 丙泊酚（负荷剂量） |
| 芬太尼 | 咪达唑仑 |
| 舒芬太尼 | 琥珀胆碱 |
| 瑞芬太尼 | 泮库溴铵 |
| 罗库溴铵 | 阿曲库铵（负荷剂量） |
| 阿曲库铵（维持剂量） | 苯磺顺阿曲库铵（负荷剂量） |
| 苯磺顺阿曲库铵（维持剂量） | |
| 维库溴铵 | |
| 对乙酰氨基酚 | |
| 吗啡 | |
| 利多卡因 | |
| 布比卡因 | |

（3）体重＞ 140kg 的患者已不适用靶控输注技术。

（4）肥胖患者对吸入麻醉药的脱氟作用增加，吸入七氟烷或地氟烷较丙泊酚苏醒更快。

## （二）人员及设备准备

OR–MRS 评分＞ 3 分的肥胖患者术前建议请麻醉科会诊，而 4 ~ 5 分的患者最好由高年资且经验丰富的麻醉医生负责实施麻醉，同时建议由经验丰富的外科医生进行手术操作以减少术后并发症的发生。其他设备准备包括大号血压袖带、紧急气道抢救车、加长穿刺针、超声等。

## （三）麻醉方法选择

1. 区域阻滞

如条件允许，区域阻滞相比全身麻醉更安全，可作为首选。椎管内用药应使用瘦体重计算药量，同时由于肥胖患者椎管狭窄，行腰麻时应减少局麻药用量。由于脂肪过多往往增大穿刺难度，需要加长穿刺针，超声引导可提高成功率。术中如需辅助静脉镇静镇痛药，应控制在最小剂量或避免使用该类药物。肥胖患者不易耐受平卧或头低位，需警惕椎管内麻醉中发生低血压及低氧血症。

2. 全身麻醉

诱导推荐采用头高斜坡位，尽量使用起效快及代谢快的麻醉药物，同时需充分给氧去氮。如无禁忌证患者可选用去极化肌松药，使用罗库溴铵的患者应备有环糊精（Sugammadex）作为罗库溴铵拮抗剂，以保证应对困难气道紧急情况。另应备有紧急气道抢救车，提供抢救用的插管设备，如声门上装置、纤支镜、可视喉镜、光棒等。

## （四）麻醉管理

1. 机械通气管理

适当增加患者的吸入氧浓度（＞ 50%），采用中低水平的 PEEP（5 ~ 10cm$H_2O$）可能有助于改善肥胖患者术中和术后的氧合功能。推荐动脉血气监测列为病态肥胖患者监测的常规。可通过及时调节呼吸机相关参数及完善肌松来预防机械通气所带来的气压损伤。

2. 液体管理

肥胖患者所需液体应根据其瘦体重来计算，以达到等量补液的目的。如合并心功能障碍者不耐受较大的输液量，更易发生肺水肿。

3. 术中监测

（1）常规监测：ECG、$SpO_2$、无创血压、$PETCO_2$。

（2）血流动力学监测：有创动脉血压、中心静脉压、经食管心脏超声（TEE）、放置肺动脉导管、每搏变异度（SVV）等。

（3）麻醉深度监测。

4. 全麻拔管

肥胖患者拔管后发生气道阻塞的危险性显著增加。

（1）肥胖患者在清醒前肌力应尽可能恢复，可恢复足够的潮气量。

（2）在清醒后采取半卧位拔管，拔管前应常规准备口咽或鼻咽通气道，并准备好行双人面罩辅助通气及紧急气道处理的方法。

（3）患者离开 PACU 时，必须评估无刺激下有无低通气或呼吸暂停体征，至少观察 1h 未出现上述症状以及呼吸空气下 $SpO_2$ 达到所需水平方可返回病房。

### （五）术后管理

1. 呼吸支持

所有肥胖患者术后均应持续氧疗以维持术前 $SpO_2$ 水平，保持半卧位或端坐位。若患者在家中已使用呼吸辅助装置，术后自主呼吸不能维持氧合，则需恢复辅助呼吸。

2. 术后镇痛

（1）神经阻滞镇痛、硬膜外镇痛可取得良好的镇痛效果。

（2）不推荐肌肉注射镇痛药物，因其药代动力学不明。

（3）PCIA：需密切关注呼吸抑制的可能，特别是合并 OSAHS 的患者。推荐联合使用对呼吸抑制小的药物，如布托啡诺、右美托咪定、对乙酰氨基酚等。

3. 血栓预防

（1）术后早期活动。

（2）围术期使用间歇压力泵、术后穿着弹力袜。

（3）使用抗凝药物。

# 第四节　哮喘患者的麻醉

## 一、哮喘的定义与相关病理生理学基础

（1）定义：支气管哮喘是一种常见的、发作性的肺部过敏性疾患，发病时由于细支气管平滑肌的痉挛，伴不同程度的黏膜水肿、腺体分泌亢进，产生咳嗽、喘鸣、胸闷甚至呼吸困难等症状。哮喘有明显的可逆性，经治疗后可完全消失。

（2）哮喘的本质：气道炎症、小支气管黏膜的水肿、以嗜酸性粒细胞为主的黏膜下炎性细胞浸润。

## 二、哮喘的分类及分级

### （一）症状类型

（1）急性发作期：喘息、气促、咳嗽、胸闷等症状突然发生，或原有症状急剧加重，常有呼吸困难，呼气流量降低的特征，常因接触变应原、刺激物或呼吸道感染诱发。

（2）慢性持续期：每周均不同频度和（或）不同程度地出现症状（喘息、气急、胸闷、咳嗽等）。

（3）临床缓解期：经过治疗或未经治疗，症状体征消失，肺功能恢复到急性发作前水平，并维持 3 个月以上。

### （二）严重程度分级见表 5–10

**表 5–10　哮喘严重程度分级**

| 症状 | | 夜间症状 | FEVI 或 PEF |
|---|---|---|---|
| 重度持续<br>第 4 级 | 持续，限制日常活动 | 频繁 | ≤ 60%预计值<br>变异率＞ 30% |
| 中度持续<br>第 3 级 | 每天，发作时影响日常活动 | ＞ 1 次 / 周 | 60% ~ 79%预计值<br>变异率＞ 30% |
| 轻度持续<br>第 2 级 | ＞ 1 次 / 周，＜ 1 次 / 天 | ＞ 2 次 / 月 | ≥ 80%预计值<br>变异率 20% ~ 30% |
| 间歇状态<br>第 1 级 | ＜ 1 次 / 周，发作间歇无症状 PEF 正常 | ＜ 2 次 / 月 | ≥ 80%预计值<br>变异率＜ 20% |

### （三）症状控制等级见表 5–11

**表 5–11　哮喘病情控制等级**

| 特征 | 控制良好（符合以下所有情况） | 部分控制（任何 1 周出现以下任何一种表现） | 未控制 |
|---|---|---|---|
| 日间症状 | 无（≤ 2 次 / 周） | 每周＞ 2 次 | 出现≥ 3 项部分控制的表现 |
| 活动受限 | 无 | 任何 1 次 | |
| 夜间症状 / 憋醒 | 无 | 任何 1 次 | |
| 需药物治疗 | 无（≤ 2 次 / 周） | 每周＞ 2 次 | |
| 肺功能（PEF 或 FEVI） | 正常 | 任何 1 天，＜ 80%预计值或最佳值 | |
| 哮喘发作 | 无 | 1 年≥ 1 次，任何 1 周有 1 次 | |

### （四）手术时机的选择

（1）哮喘控制期的患者：一般能够很好地耐受手术和麻醉，围术期支气管痉挛的发生率＜ 2%。

（2）哮喘部分控制期的患者：进行大手术（尤其是上腹部手术），且年龄＞ 50 岁，围术期并发症的发生率增加。

（3）哮喘未控制的患者：围术期支气管痉挛、痰栓堵塞、肺不张、气道感染、呼吸衰竭的发生率高。

综上所述，择期手术应在哮喘控制期内进行。

## 三、哮喘的诱发因素

（1）致敏原：花粉、灰尘、海鲜等。

（2）冷空气。

（3）情绪：激动、悲伤。

（4）运动。

（5）气道感染。

（6）内分泌因素。

（7）药物：β 受体阻滞剂、NSAIDs 等。

## 四、术前评估要点

（1）了解并掌握病史、查体及特殊检查结果。

（2）判断患者是否存在哮喘。

（3）哮喘患者的病情控制情况。

（4）询问患者的药物过敏史、活动耐量、诱发因素及并发症。

（5）药物治疗。①控制期的患者：一般不需要增加额外药物治疗。②部分控制期的患者：手术前一周将吸入性糖皮质激素的量增加 1 倍。③未控制期的患者：口服地塞米松 3d。④上呼吸道感染患者：治愈后的 4～6 周后行择期手术。⑤治疗哮喘的药物继续使用至手术当日。

## 五、术前准备

（1）常用药物带入手术室。

（2）体温保护。

（3）适度镇静。

（4）避免患儿哭闹。

（5）避免患者接触致敏因素。

## 六、麻醉方法的选择

（1）区域阻滞仍是此类患者的首选麻醉方法。低位硬膜外麻醉可减少围术期呼吸道并发症，而高位硬膜外阻滞可减少呼吸肌肌力，进而出现通气不足。另外如阻滞T1 ~ T5交感神经，致使副交感神经相对占优势可能诱发支气管痉挛。

（2）全身麻醉，对气道的管理更加明确，术中氧供可以保证。但围术期支气管痉挛的发生率高，需妥善处理。

## 七、围术期管理要点

### （一）术中气道管理要点

（1）诱导期支气管痉挛的发生率不高，但也存在危险因素。

（2）诱导前30min吸入2喷沙丁胺醇。

（3）宜采用静脉诱导，避免使用导致组胺释放的药物。

（4）气管插管前保证足够的麻醉深度，喉罩是很好的选择。

（5）一定麻醉深度并自主呼吸下拔除气管导管，清醒拔管时应避免呛咳或使用喉罩进行过渡。

（6）使用减少拔管期并发症的药物：右美托咪定（0.7μg/kg，拔管前15min）、瑞芬太尼及芬太尼、丙泊酚（0.5mg/kg）、利多卡因（1mg/kg）。

### （二）术中支气管痉挛的处理

（1）检查是否存在诱发因素，并暂停手术刺激。

（2）加深麻醉。

（3）经气管插管给予10喷沙丁胺醇。

（4）给予糖皮质激素。

（5）慎用茶碱类药物。治疗效果不确切，且与吸入麻醉药合用易导致心律失常，如需使用须减半量。

### （三）术后管理

（1）术后取半卧或坐位，常规氧气吸入。

（2）完善的术后镇痛（PCIA、PCEA、神经阻滞）。

（3）规律雾化吸入沙丁胺醇。

（4）根据患者的症状决定每天激素的用量和给药途径。

（5）如呼吸困难和喘鸣症状加重，需除外左心衰竭、肺栓塞、液体超负荷、气胸等情况。

### （四）术后考虑延迟拔管

（1）术前哮喘未控制。

（2）上腹部手术或胸科手术。

（3）术后需要大剂量阿片类药物。

# 第五节　神经外科手术的麻醉

大脑中枢是维持生命和意识的重要器官，也是神经外科的原发病、外科手术和全身麻醉药物共同作用的靶点。这一点使神经外科比其他专科麻醉的风险大大增加。某些颅脑疾病影响患者的精神和意识，给麻醉医生准确判断药物作用和评价麻醉苏醒造成困难。

## 一、神经外科麻醉的基本理论与基本问题

### （一）脑血流、脑代谢及颅内压

1. 脑血流（Cerebral Blood Flow，CBF）

脑组织血流量非常丰富，脑组织重量约 1400g，占体重的 2%，但脑血流量却占心输出量的 12% ~ 15%，相当于每 100g 脑组织 50 ~ 70mL/min。高血流量灌注是脑组织的一个显著特征。

正常人平均动脉压虽然会有变化，但脑血流量几乎是恒定不变的，这种现象称为脑血流的自动调节功能，其调节范围为 MAP 在 50 ~ 150mmHg 之间。

2. 脑血流量的调节

脑组织的血供颈动脉占 67%，椎动脉占 33%。

（1）代谢调节：局部脑代谢是调节脑血流量和脑血流分布的主要因素，酸中毒导

致血管扩张，而碱中毒则使血管收缩。pH 每变化 0.1，小动脉的直径可改变 7%；$H^+$ 和 $HCO_3^-$ 不能通过血脑屏障，但 $CO_2$ 可以通过小动脉弥散入脑，从而改变脑血管周围的 pH。

（2）神经调节：颅内和颅外源的胆碱能、交感和血清素等神经系统对脑内阻力性血管的调节起着重要作用。

（3）血管平滑肌调节：这种调节主要是对脑血流快速变化提供迅速和代偿性的调节，调节的范围较小。当脑灌注压明显波动时，需要 3 ~ 4min 的时间来完成脑血流的调节。

3. 脑代谢

高代谢是脑组织的另一显著特征。无论是睡眠还是清醒，脑组织氧耗量占全身的 20%，几乎均为有氧代谢提供，故脑组织对缺氧的耐受性极差。在脑的能量消耗中，其中约 60% 用于支持脑细胞的电生理功能，其余则用于维持脑细胞的稳态活动。

4. 颅内压

颅内压（Intracranial Pressure，ICP）：指颅内的脑脊液压力。正常人平卧时，腰穿测得的脑脊液压力可正确反映颅内压的变化，正常值为 70 ~ 200mm$H_2O$（成人）、50 ~ 100mm$H_2O$（儿童）。

5. 脑灌注压（Cerebral Perfusion Pressure，CPP）

CPP=MAP−ICP，其正常值约为 100mmHg。正常生理情况下，ICP 基本恒定，但 MAP 会有变化，所以脑灌注压会随着 MAP 的变化而变化。因为脑血管的自动调节作用，脑血流量几乎是恒定不变的（MAP 在 50 ~ 150mmHg 之间）。但当病理状态导致 ICP 升高时，为了保持一定的脑灌注压力，MAP 则会代偿性增高。

6. 影响 ICP（升高）的因素

（1）颅腔容积的大小，比如小颅畸形、颅骨异常增生等。

（2）脑组织，脑内出血或肿瘤导致脑组织体积增加。

（3）脑脊液，脑积水、脑脊液循环障碍等。

（4）脑血容量，脑血管扩张，脑血流量急剧增加。其中（2）（3）（4）任何一部分发生变化会影响到其他两部分。若超过了生理限度（＞ 5%），便会表现出 ICP 升高。

7. 血脑屏障

血脑屏障（Blood Brain Barrier，BBB）是血液与脑组织间的一种特殊屏障，主要由脑毛细血管内皮细胞及其间的紧密连接，毛细血管基底膜及嵌入其中的周细胞和星形胶质细胞形成的胶质膜。

8. 血脑屏障的作用

（1）阻止某些物质（多半是有害的）由血液进入脑组织。

（2）保持脑组织内环境的基本稳定。

（3）维持中枢神经系统正常生理状态。

## （二）麻醉对脑血流量、脑代谢和颅内压的影响

1. 血管活性药物

（1）单胺类血管活性药物：这些药物一般不可透过血脑屏障，对脑代谢、CBF 无明显影响。但在血脑屏障受损或大剂量应用时，可对脑血流产生明显的影响。

（2）扩血管类药物：硝普钠扩张动脉、硝酸甘油扩张静脉均可增加 CBF。并且当脑血流自动调节功能受损后，此类药物可明显增加 CBF，并使 ICP 升高。

（3）罂粟碱：可缓解脑动脉痉挛，直接降低脑血管阻力，随着血压的下降，CBF 也相应减少。

2. 麻醉药物

（1）静脉麻醉药：大部分静脉麻醉药物（除氯胺酮外）均降低脑代谢与 CBF。

（2）吸入麻醉药：0.5MAC 时脑代谢率抑制引起的脑血流量下降占优势，与清醒状态相比 CBF 下降；1.0MAC 时 CBF 无明显变化，脑代谢率抑制与脑血管扩张之间达到平衡；超过 1.0MAC 时脑血管扩张占优势，即使脑代谢率明显下降，脑血流量亦会明显增加。扩张脑血管的效能依次为氟烷＞恩氟烷＞地氟烷＞异氟烷＞七氟烷。60%～70% 的 $N_2O$ 可产生脑血管扩张和 ICP 增高；ICP 升高的患者吸入 50% 或以上浓度的 $N_2O$ 可引起具有临床意义的 ICP 升高。因此对颅内顺应性减低的神经外科患者应慎用。

（3）麻醉性镇痛药：单独使用时对颅内压的影响不大。

（4）肌松药：去极化肌松药琥珀胆碱可致肌肉震颤而导致颅内压一过性升高，其余非去极化肌松药均不能通过血脑屏障，对脑血管无直接作用。

3. 麻醉中的其他因素

（1）机械通气：适当的过度通气（维持 $PETCO_2$ 在 30mmHg 左右）可降低脑血流量及颅内压，是临床上常用的降低颅压的方法。

（2）低温：局部低温或全身性降温可降低颅内压，减轻脑水肿。

## （三）颅内高压的处理

1. 脱水利尿

（1）甘露醇：20% 甘露醇 250mL 快速静脉滴注，必要时可于每 4～6h 重复给药，给药后 30～45min 达峰效应。

（2）袢利尿剂：常用呋噻米，20～40mg 静脉注射，30min 后开始发挥降低颅内压的作用。

（3）白蛋白：可选用 20% 的人体白蛋白 20～40mL 静脉注射。

2. 糖皮质激素

地塞米松 10 ~ 20mg 或氢化可的松 100 ~ 200mg 静脉滴注。糖皮质激素可使毛细血管通透性降低，减轻脑水肿，降低颅内压。

3. 适度过度通气

$PaCO_2$ 降低可收缩脑血管，降低脑血流量，进而降低颅内压。

4. 降低静脉压

采用头高足低体位，降低脑静脉压，减少脑血流量。

5. 使用药物降低颅内压

血管活性药物、麻醉药物等。

6. 降低脑温

通过降低脑代谢率达到降低颅内压的作用。可采用局部降温或全身降温的方法，体温维持在 32 ~ 35℃为宜，降温前可给予氯丙嗪等冬眠药物以抑制机体的御寒反应。

## 二、围术期管理要点

### （一）术前评估

（1）神经系统检查：患者的神志（Glasgow 昏迷评分，具体评估方法参考第一章）、肢体活动度、瞳孔对光反射、影像学检查。

（2）水电解质紊乱情况。

（3）全身状况评估：了解心肺功能及肝肾功能。

（4）术前用药：以不抑制呼吸功能及不增加颅内压为原则。

（5）了解禁食水及呕吐情况，必要情况下应放置胃肠减压。

（6）气道评估，尤其要对昏迷的患者检查张口度，同时要做好困难气道的准备。

### （二）术中管理

1. 麻醉诱导期

力求平稳，不应出现血流动力学的波动。

通常采用静脉快速序贯诱导的方式，在保证麻醉深度的同时尽可能缩短诱导时间，在充分预充氧的基础上可不进行正压通气以防止反流误吸。

2. 麻醉维持期

（1）全凭静脉及静吸复合麻醉均可用于神经外科手术的维持，但应注意控制吸入药物的浓度不超过 1MAC。

（2）在术中配合使用降低颅内压的措施，以辅助手术的顺利进行。

（3）常规肌松，避免术中出现不必要的体动。

（4）在维持血流动力学及内环境稳定的基础上控制液体输入。

（5）避免体温过高，可适当控制低体温。

3. 术中监测

（1）常规监测：心电、血氧、无创血压、体温、$PETCO_2$。

（2）血流动力学监测：有创动脉压、中心静脉压、无创及有创心排量监测、经食管心脏超声等。

（3）颅内压监测：有创或无创颅压监测。

（4）脑血流监测：脑氧饱和度监测、经颅彩色多普勒血流图。

（5）神经功能监测：脑电图监测、肌电图监测、躯体感觉诱发电位、运动诱发电位、脑干听觉诱发电位等。

4. 苏醒期

避免血流动力学波动、寒战、呛咳及躁动。

（1）需要完善的术后镇痛。

（2）手术结束后使用喉麻管于气管内注射 2% 利多卡因 3 ~ 4mL，充分表面麻醉可减轻拔管期呛咳。

（3）深麻醉自主呼吸恢复后即拔除气管插管。

（4）采用喉罩进行过渡。

5. 术后需要保留气管导管的情况

（1）脑干实质及其邻近区域手术后有呼吸功能障碍者。

（2）有后组颅神经损伤出现吞咽困难或呛咳反射明显减弱者。

（3）颈段和上胸段脊髓手术后呼吸肌麻痹或咳嗽无力者。

（4）经蝶窦垂体手术或经口斜坡手术后压迫止血或渗血较多，且患者又没有完全清醒。

（5）其他原因的呼吸功能不良以至术后需要呼吸机支持者。

## 三、特殊神经外科手术的麻醉

### （一）垂体瘤患者的麻醉

垂体瘤是常见的颅内肿瘤。垂体瘤中以起源于腺垂体的垂体腺瘤最为常见，其次为起源于胚胎残留组织的颅咽管瘤。垂体腺瘤可发生于各个年龄，70% 的患者始发于 30 ~ 50 岁。

1. 临床表现

（1）生长激素（Growth Hormone，GH）分泌过多者少年表现为巨人症，成人则表现为肢端肥大症；催乳素（Prolactin，PRL）分泌过多的女性表现为闭经泌乳综合征，而男性则表现为泌乳和性功能减退。

（2）由于垂体瘤压迫正常垂体，正常垂体功能减退，于是出现促性腺激素分泌不足引起继发性性腺功能减退症状出现较早（最常见）；促甲状腺激素（Thyroid Stimulating Hormone，TSH）分泌不足引起继发性甲状腺功能减退；促肾上腺皮质激素（Adrenocortico Tropic Hormone，ACTH）分泌不足引起继发性肾上腺皮质功能减退（较少见）。

（3）头痛和颅内压增高。

（4）两颞侧偏盲。

2. 手术方式

20 世纪 70 年代起，采用开颅垂体瘤切除术，随后 Cushing 采用经蝶窦入路手术，并已成为最理想的手术方案。术后一周内肾上腺功能减弱为手术成功的表现。

3. 经蝶窦手术的并发症

（1）出现尿崩症、脑脊液漏等一过性并发症。

（2）出现视力减退、尿崩症、垂体功能减退（完全性和部分性）等永久性并发症。

4. 麻醉管理要点

（1）选择气管内插管全麻，并选择带套囊的气管插管。

（2）将气管导管套囊充满，防止术中血液流入气管。

（3）由于经蝶窦手术视野小，故术中最好采取控制性降压措施使术野清晰。

（4）为防止术中垂体功能不足或出现下丘脑症状，术中应给类固醇激素，可使用地塞米松 20mg 或氢化可的松 300mg 静脉滴注。

（5）术后如果清醒不完善可带气管插管回病房。

### （二）颅脑损伤患者的麻醉

颅脑外伤是指外界暴力直接或间接作用于头部造成的损伤，又称为创伤性脑损伤，约占全身创伤的 20%，其致残率和死亡率在各种类型的创伤中位居首位。

1. 颅脑损伤分类

（1）按损伤类型分为闭合性颅脑损伤和开放性颅脑损伤。

（2）按病程演变时间和进程分为原发性脑损伤和继发性脑损伤。

2. 颅脑损伤后的病理生理改变

（1）脑组织出血、脑容量增加、脑顺应性降低导致颅内压升高。

（2）颅内压持续升高，脑血流量自动调节机制失衡。

（3）血脑屏障破坏，细胞源性和血管源性脑水肿进一步使颅内压增高，加重脑组织缺血和缺氧，甚至引起脑疝。

（4）循环系统：继发性交感神经兴奋和（或）颅内压升高引起库欣反应，往往会使低血容量的闭合性颅脑创伤患者表现为原发性高血压和心动过缓，而在麻醉或开放颅腔后又出现严重的低血压及心动过速。

（5）呼吸系统：呼吸模式改变、昏迷导致呼吸道梗阻，交感神经兴奋可导致肺动脉高压及神经源性肺水肿。

（6）消化系统：颅内压升高导致喷射性呕吐、应激性溃疡。

（7）内分泌系统：应激性血糖升高。

（8）体温：下丘脑体温调节中枢受干扰，出现体温升高。

3. 麻醉管理要点

（1）多为急诊手术，术前准备时间仓促。要求麻醉前对患者的神经系统以及全身状况作出快速全面的评估。

（2）无论禁食水时间是否足够，麻醉诱导均应按饱胃患者处理，预防反流误吸。

（3）发生脑疝的患者生命体征不平稳，随时有呼吸心搏骤停的可能，应备好抢救物品及药品。

（4）注意其他器官、部位的损伤。

（5）合并颅底骨折的患者禁忌经鼻气管插管。

（6）颅内压升高引起的血压升高往往掩盖了循环血量的不足，因而根据患者情况术前可进行积极的扩容。术中可采用晶胶 1：1 的比例进行输液，合理使用血液制品，避免使用含糖液体。

（7）积极纠正低血压，应在扩容的基础上使用血管活性药物。

（8）推荐围术期血糖控制在 6～10mmol/L，避免血糖的剧烈波动。

（9）体温过高与颅脑创伤患者术后神经功能转归不良密切相关，故对发热患者应给予降温处理。

（10）适当使用糖皮质激素。大量文献证明大剂量糖皮质激素用于颅脑损伤患者并不能改善预后。颅脑创伤患者的麻醉管理目标是改善脑灌注和脑血流，预防继发性脑损伤并改善预后。

### （三）颅内介入性治疗

1. 手术类型

包括动静脉畸形及颅内动脉瘤栓塞治疗。

2. 介入手术特点

（1）介入手术室往往是脱离手术室的独立部门，麻醉医生需要在没有科内同事的协助下独立工作，要独立处理手术中发生的全部问题，需要具备扎实的临床经验及处理突发问题的能力。

（2）介入手术刺激小，要求患者绝对制动。

（3）在 X 线下工作，涉及医务人员的劳动保护。

3. 麻醉管理要点

（1）物品及药品准备：对介入手术室内的麻醉机及监护仪要进行更加细致全面的检查。检查气源及其接头，并确认工作正常；备足耗材，2～3 个基数为宜；麻醉药品要准备手术需要的 2～3 倍，抢救药品需要更多的准备。

（2）此类患者多合并脑出血病史，其中部分患者处于昏迷状态。大部分患者合并不同程度的原发性高血压，少数患者合并其他大血管疾病。

（3）麻醉方法通常选择全身麻醉，要求绝对制动。

（4）术中监测：常规监测及直接动脉压力监测。有条件或有需要的患者可行脑功能监测等其他监测项目。

（5）围术期应用血管活性药物尽可能维持血流动力学稳定，波动范围小。

（6）术后根据情况决定是否拔除气管导管。

（7）介入手术有中转开放手术的可能，多是由于颅内动脉瘤破裂及动静脉畸形出血。此类患者开颅手术风险大，死亡率高，术中按照神经外科手术麻醉的要求进行，带气管导管转运到手术室。

## 第六节　妇产科手术的麻醉

### 一、妇科手术的麻醉

#### （一）妇科手术特点

（1）妇科手术涉及的子宫、输卵管、卵巢及阴道等器官均位于盆腔深部，故要求麻醉有足够的镇痛和肌肉松弛作用。

（2）手术多涉及特殊体位（头低位或截石位），体位对患者呼吸及血流动力学产生影响。

（3）患者以中老年人为主，常并存高血压、冠心病、贫血等基础疾病，麻醉前应给予治疗和纠正。

#### （二）麻醉方法的选择

（1）椎管内麻醉：连续硬膜外麻醉、腰麻及腰硬联合麻醉均可满足一般妇科手术的要求。为了提供良好的肌松，可选用较高浓度的局麻药，麻醉平面一般维持在 T6 水平以下。

（2）全身麻醉：可为患者提供良好的气道管理、为手术提供良好的肌肉松弛。但术后恶心呕吐的发生率高于椎管内麻醉。

（3）全身麻醉复合硬膜外麻醉：充分镇痛及肌肉松弛，硬膜外阻滞可作为术中及术后镇痛的有效手段。减少全麻药物的使用，降低术后恶心呕吐的发生率。

### （三）特殊妇科手术麻醉

1. 卵巢巨大肿物切除术

（1）充分进行术前检查及准备，尤其注意心肺功能的评估。

（2）患者术前可能合并低氧血症、高碳酸血症、呼吸道感染、贫血、低蛋白血症及水电解质紊乱等情况，应适当进行纠正及改善。

（3）肿瘤压迫下腔静脉致静脉回流受阻，术中回心血量不足易出现低血压，应预扩容及备好血管活性药物。

（4）围术期积极预防血栓形成。

（5）单纯使用椎管内麻醉易出现严重低血压及心脏不良事件，同时会进一步抑制患者呼吸，故不适宜单独使用，可考虑作为术后镇痛的方法。

（6）对于有巨大肿瘤难以平卧的患者，要注意体位的摆放。

（7）术中搬动肿瘤、放囊液应轻柔缓慢，严密监测循环波动。

2. 宫腔镜检查与手术

（1）膨宫介质的使用：为膨胀宫腔、使视野清晰、减少内膜出血及便于手术操作。膨宫介质可使用二氧化碳、低黏度液体（生理盐水等）及高黏度液体（32% 右旋糖酐 -70 等）。膨宫介质过度吸收是膨宫时常见的并发症，多与膨宫压力过高、子宫内膜损伤面积较大及手术时间过长有关。故宫腔镜手术时间应适可而止，原则上不得超过 90min。

（2）麻醉方法的选择：单纯宫腔镜检查不需要麻醉。宫腔镜手术可以选择椎管内麻醉或全身麻醉。

（3）术中警惕迷走神经紧张综合征：该反应源于敏感的宫颈，受到扩宫刺激传导至 Frankenshauser 神经节、腹下神经丛、腹腔神经丛及右侧迷走神经而出现心率血压下降的临床表现。

## 二、产科麻醉

### （一）妊娠期生理改变

1. 心血管系统

（1）孕妇总循环血容量增多，妊娠 33 周（32 ~ 34 周）达高峰。血容量增多加重了循环系统的负荷，对有心脏疾病的产妇易诱发心力衰竭、肺充血、急性肺水肿等并发症。

（2）心输出量增加40%，心率增快20%，每搏量增加30%。

（3）5%～10%的孕妇在足月时出现仰卧位低血压综合征，表现为低血压、伴有面色苍白、大汗及恶心呕吐，该综合征是下腔静脉被妊娠子宫阻断致回心血量严重不足导致。

（4）膈肌抬高使心脏位置受到影响。

（5）妊娠期高动力性循环使心音增强，正常妊娠中可出现心脏收缩期杂音、心肌轻度肥厚。孕晚期心电检查可出现心电轴左偏、ST段以及T波非特异性改变等体征，这些均属正常情况。

2. 呼吸系统

（1）孕晚期的患者分钟通气量和氧耗量增加50%，而功能残气量（FRC）下降20%。FRC的减少和氧耗的增加使氧储备量大大下降，故围术期应重视吸氧。

（2）妊娠期孕妇呼吸道黏膜的毛细血管处于充血状态，容易出血及发生水肿。故推荐使用比非妊娠妇女常规使用气管导管直径更细的型号，尽量避免经鼻吸痰。

3. 中枢系统：

（1）孕妇对吸入麻醉药的需要量适当减少，吸入药物的MAC值下降30%～40%。

（2）孕妇硬膜外血管怒张，腔隙变窄，应适当降低局麻药物的用量，但关于剖宫产硬膜外麻醉的局部麻醉药用量减少程度存在一定争议。

（3）由于孕妇腹围增大导致椎管狭窄，腰麻用药量应减少30%～50%。

4. 血液系统

（1）妊娠期红细胞的增加不及血浆容量的增加，故出现稀释性贫血。

（2）白细胞在妊娠第8周起逐渐升高。

（3）大多数孕妇凝血因子明显增多，血小板数量无明显改变或减少，故呈现稀释性减少，表现为血液高凝状态。

5. 消化系统

（1）妊娠期常出现胃食管反流和食管炎，阿片类和抗胆碱药物可加剧胃食管反流，增加误吸风险。剖宫产手术麻醉管理都应遵循饱胃患者的管理规范。

（2）妊娠期肝血流量无明显变化。

6. 内分泌系统

（1）促甲状腺激素及甲状腺激素分泌增多，基础代谢率增加。

（2）肾上腺皮质激素处于功能亢进状态，血清皮质醇浓度增加。

（3）肾素－血管紧张素－醛固酮系统分泌增加。

## （二）常用麻醉药物对母体、胎儿及新生儿的影响

几乎所有的镇痛、镇静药物都能迅速透过胎盘，而肌松药因高解离度和低脂溶性、大分子等特点不易通过胎盘，故临床剂量的肌松药很少透过胎盘。

1. 局部麻醉药

（1）利多卡因：具有心脏毒性低、肌松效果好、对母婴影响小等优点，但作用维持时间较短。1.5% ~ 2% 的利多卡因用于硬膜外麻醉，对母婴安全有效。

（2）布比卡因：布比卡因常用于腰麻、硬膜外麻醉及镇痛。其心脏毒性大于利多卡因，且由布比卡因引起的心脏骤停复苏困难，故产科麻醉禁用 0.75% 浓度的布比卡因。

（3）罗哌卡因：其优点是低浓度时感觉 – 运动阻滞分离的特点较其他局麻药明显，故广泛应用于分娩镇痛。以 0.0625% ~ 0.10% 的罗哌卡因搭配 1 ~ 2μg/mL 的芬太尼或 0.4 ~ 0.6μg/mL 的舒芬太尼较为常用，其对运动神经的影响较布比卡因更小，心脏及神经毒性低于布比卡因及利多卡因，对母婴更安全可靠。

（4）左旋布比卡因：临床药效与布比卡因相似，但安全性高于布比卡因。

（5）氯普鲁卡因：起效快，作用短暂，代谢迅速，尤其适用于紧急剖宫产的硬膜外麻醉，但不建议用于腰麻。

2. 麻醉性镇痛药

（1）哌替啶：对新生儿有抑制作用，故不作为产程中的首选镇痛药物。

（2）芬太尼 / 舒芬太尼：常用于分娩镇痛，可迅速透过胎盘，低浓度小剂量对母婴无不良影响。在分娩过程中（分娩期间或剖宫产断脐之前）使用芬太尼或舒芬太尼肌肉或静脉注射可增加新生儿呼吸抑制的发生率。

（3）吗啡：因胎儿呼吸中枢对吗啡极为敏感，临床剂量的吗啡即可使新生儿出现明显的呼吸抑制，故我国在产程中不使用吗啡。

（4）瑞芬太尼：半衰期极短，代谢迅速，为产妇提供良好镇痛的同时对新生儿无明显抑制作用，是产科全麻诱导的首选阿片类药物。

（5）布托啡诺及纳布啡：对内脏痛的缓解优势明显，但临床剂量可引起胎心变化。

（6）非麻醉性镇痛药——曲马多：呼吸循环影响轻微，起效稍慢，作用时间 4 ~ 6h，但母婴安全性尚不明确，应权衡利弊慎用。

3. 镇静安定药：

（1）地西泮：半衰期长，可能导致新生儿出生后镇静、肌张力减退、发绀等，一般在产程早期使用。

（2）咪达唑仑：迅速透过胎盘，但慢于地西泮，对胎儿影响尚不清楚。

（3）氯丙嗪和异丙嗪：主要用于子痫前期和子痫的患者，以达到解痉、镇静、镇吐及降压的作用。

4. 非巴比妥类静脉麻醉药

（1）氯胺酮：对于哮喘和轻度低血容量的产妇具有优势，但原发性高血压及严重血容量不足的患者禁用。1.0 ~ 1.5mg/kg 静脉注射，剂量过高则可能产生精神症状以及子宫张力的增加，也会对新生儿产生呼吸抑制。

（2）丙泊酚：可透过胎盘，用于剖宫产时，并未发现引起新生儿长时间抑制的报道，但不推荐大剂量使用（＞ 2.5mg/kg）。

（3）依托咪酯：适用于血流动力学不稳定的产妇，静脉注射 0.2 ~ 0.3mg/kg 用于麻醉诱导。

5. 肌松药：临床剂量的去极化肌松药及非去极化肌松药均可安全应用于产科麻醉，建议使用起效快的肌松药用于剖宫产术全麻的诱导。

（1）琥珀胆碱用于全麻诱导的推荐剂量为 1.0 ~ 1.5mg/kg。

（2）罗库溴铵用于全麻诱导的推荐剂量为 0.6 ~ 1.0mg/kg。需要注意的是所有肌松药物剂量的计算均应按照标准体重而非实际体重。

6. 吸入麻醉药

（1）氧化亚氮：麻醉效果弱，需复合使用其他吸入麻醉药物，对母婴无不良影响。

（2）吸入麻醉药需控制在 1 个 MAC 以下。

## （三）麻醉方法的选择及具体操作流程

1. 椎管内麻醉

椎管内麻醉是首选麻醉方法。

（1）硬膜外麻醉：对产妇循环影响小、对新生儿的评分最好。但麻醉起效时间长，存在阻滞不完善的情况，故不适用于需要紧急手术的患者。穿刺点选择 L1 ~ L2 或 L2 ~ L3 间隙，头侧置管 3 ~ 5cm。常用的药物有 1.5% ~ 2% 利多卡因、0.5% 布比卡因或 0.75% 罗哌卡因，麻醉平面至少达到 T6。

（2）蛛网膜下隙麻醉：起效迅速、阻滞完全、效果满意，但对产妇循环影响较大，且作用时间有限。穿刺点选择 L2 ~ L3 或 L3 ~ L4 间隙，穿刺前给予适当扩容，备好血管活性药物，常用药物为 0.5% 罗哌卡因或 0.5% 布比卡因。

（3）联合蛛网膜下隙与硬膜外麻醉：起效迅速、阻滞完善，且能延长麻醉时间，同样需要重视对产妇循环的影响。

2. 全身麻醉

全身麻醉适用于椎管麻醉或区域阻滞麻醉禁忌证、术中须抢救和需要确保气道安全的剖宫产患者。具体实施及管理流程如下：

（1）评估病史及气道情况。

（2）建立有效静脉通路。

（3）行常规监测并做好困难气道的准备。

（4）诱导前给予预充氧处理。

（5）手术医生具备切皮条件后开始行麻醉诱导，除未预料到的困难气道均可选择快速序贯诱导方式，完成诱导后可立即开始手术。

（6）快速序贯诱导可使用静脉注射丙泊酚 1.5 ~ 2.5mg/kg 及 1.0 ~ 1.5mg/kg 琥珀胆碱或 0.6 ~ 1.0mg/kg 罗库溴铵。血流动力学不稳定的患者可选择静脉注射 0.2 ~ 0.3mg/kg 依托咪酯或 1.0 ~ 1.5mg/kg 氯胺酮。接受硫酸镁治疗的产妇应适当减量肌松药。

（7）麻醉维持可采用全凭吸入或静吸复合方式。

（8）胎儿断脐后适当追加阿片类镇痛药，降低吸入药浓度以免影响子宫收缩。

## （四）高危产科的麻醉

1. 前置胎盘、胎盘早剥、凶险型前置胎盘、胎盘植入产妇的麻醉

（1）麻醉方法的选择：若母体及胎儿情况尚可，预计出血量较少，可选择椎管内麻醉，备全身麻醉；若母体及胎儿情况尚可，但预计出血量大，可在胎儿娩出断脐后视出血情况改气管插管全身麻醉；若胎儿情况较差要求尽快手术，则应选择全身麻醉；母体有活动性出血、低血容量休克、明确凝血功能障碍或 DIC 应选择全身麻醉。

（2）预计出血量大及已出现低血容量等情况的产妇应以 16G 套管针开放两条以上静脉及实施中心静脉置管，同时进行动脉置管行直接动脉压力监测。有条件的医院还可进行无创或有创心排量监测指导液体治疗。在大量出血及输血后常规进行凝血功能的检查。

（3）积极防治 DIC：胎盘早剥易诱发 DIC。对怀疑有 DIC 倾向的患者可预防性给予小剂量肝素，并输入红细胞、血小板、新鲜冰冻血浆以及冷沉淀等。

（4）有条件的医院可以在术前采用预防性子宫动脉球囊导管阻断术，以减少术中出血。另外也可考虑采用回收式自体血回输。

2. 合并妊高征产妇的麻醉

（1）妊高征可分为：妊娠期高血压、子痫前期、子痫、慢性高血压伴子痫前期及慢性高血压。

（2）重度妊高征患者易并发急性左心衰、脑血管意外、胎盘早剥等严重并发症，部分患者需行剖宫产终止妊娠，围术期危险性极大，应注意维持循环稳定，减少心脏负担。

（3）麻醉方法的选择：根据产妇相关器官受累情况而定，综合考虑妊高征病理生

理改变及母婴安全。对无凝血障碍、无DIC、无休克及未昏迷的产妇首选椎管内麻醉；反之，对休克、DIC、昏迷、抽搐、凝血障碍的产妇选择全身麻醉。

（4）麻醉管理：了解针对妊高征的治疗情况，做好相应的术前评估。围术期加强监测，包括常规监测及直接动脉压、中心静脉压、尿量、血气分析监测等。麻醉实施力求平稳，充分减轻应激刺激。术中维持血压在合理水平，并发器官功能未损伤的产妇收缩压维持在130~155mmHg，舒张压维持在80~105mmHg为宜；并发器官功能损伤的产妇收缩压维持在130~139mmHg，舒张压维持在80~89mmHg为宜，且目标血压不应低于130/80mmHg。多数患者在术前均用过硫酸镁，应警惕高血镁浓度过高引起的呼吸抑制甚至心搏骤停。

（5）妊高征患者胎儿血供较正常胎儿少，故存在发育滞后的情况，尤其对于早产的新生儿要做好抢救的准备。

（6）HELLP综合征是妊高征产妇一种十分严重的并发症，主要是在妊高征的基础上并发以肝酶与溶血的升高以及血小板减少为主的临床综合征。

3. 羊水栓塞（Amniotic Fluid Embolism，AFE）

（1）羊水经子宫开放的血窦进入母体循环，阻塞肺小血管，进而引起过敏反应和凝血机制异常，其病理生理学特点是过敏性休克、急性呼吸循环衰竭及DIC。临床表现为突然出现的呼吸困难、发绀、与出血量严重不符的低血压、低氧血症、昏迷、休克及DIC等。多数病例在发病时首先出现寒战、烦躁、气急、发绀、呕吐等前驱症状。

（2）发生率低（1/8000~1/80000），但死亡率高（80%），约占孕产妇死亡病例的10%。70%的AFE发生在第1~2产程中，11%发生在阴道分娩中，19%发生在剖宫产手术进行的过程中。

（3）诊断：主要根据典型的临床表现迅速作出初步诊断并立即展开抢救。在抢救的同时进行必要的辅助检查（包括胸部X线检查及DIC全套等），但不能因等待检查结果而失去抢救时机。对于产前、产时或产后短时间内突发急性循环呼吸障碍表现时一定要在鉴别诊断中考虑到AFE的可能。AFE的临床表现存在很大的异质性，特征性的表现为产时突发的低氧血症、低血压、继发性凝血功能障碍三联征，但是在临床中发生的AFE，有相当一部分起病时机或临床表现并不是如此典型。

（4）抢救措施：给予大剂量糖皮质激素对抗过敏性休克；立即控制呼吸，充分给氧；应用前列地尔（又称前列腺素E1）、氨茶碱、罂粟碱、酚妥拉明等缓解肺动脉高压；扩张血容量、纠正酸中毒，适当应用血管活性物质；防治DIC，尽早使用小剂量肝素25~50mg，并在使用肝素的基础上补充红细胞、纤维蛋白原、血小板及新鲜冰冻血浆等。

（5）预防心力衰竭：使用西地兰强心，并适当使用利尿剂。

（6）产科及其他支持对症治疗。

## 三、孕期非产科手术的麻醉管理

0.75% ~ 2% 的孕妇于妊娠期需要接受非产科手术。手术时机尽量选择在孕中期，孕早期有流产及致畸风险，孕晚期有早产风险。当孕妇病情紧急危重时，应首先考虑保护孕妇的生命安全，其次考虑手术麻醉给胎儿带来的风险。

### （一）手术类型

（1）与妊娠直接相关：宫颈环扎术等。

（2）与妊娠间接相关：卵巢囊肿剥除术等。

（3）与妊娠不相关：阑尾切除等。

### （二）麻醉需要考虑的问题

1. 孕期生理改变对麻醉的影响

2. 围术期药物是否有致畸作用见表 5-12

（1）现阶段使用的麻醉药物均未被证实有人类胎儿致畸作用。

表 5-12　围术期常用药物妊娠用药分级（FDA）

| 药名 | 分级 | 药名 | 分级 |
|---|---|---|---|
| 七氟烷 | B | 右美托咪定 | C |
| 丙泊酚 | B | 曲马多 | C |
| 氟哌利多 | C | 恩丹西酮 | B |
| 新斯的明 | C | 雷莫司琼 | C |
| 阿托品 | C | 格拉司琼 | C |
| 羟乙基淀粉 | C | 艾司洛尔 | C |
| 琥珀胆碱 | C | 拉贝洛尔 | A |
| 罗库溴铵 | C | 苯二氮䓬类 | D |
| 顺式阿曲库铵 | B | 尼卡地平 | C |
| 瑞芬太尼 | A | 硝酸甘油 | C |
| 舒芬太尼 | C | 甲强龙 | C |
| 布托啡诺 | C | 氢化可的松 | D |
| 对乙酰氨基酚 | A | 地塞米松 | D |

注：A 级：对胎儿无任何危险，已得到完整的人体研究证实。

B 级：无明显证据显示有危险，已证明对动物有危险但对人类无危险或对动物无危险但对人类实验数据不足。

C 级：不排除有潜在危险，人体实验数据不足，动物实验发现有不良影响或未确定。

D 级：有证据显示其危险性，已证明对人类有潜在风险。

X 级：严禁使用，对动物与人类都有致命影响。

(2) 器官形成期（为受孕后 15～70d）应尽量避免药物暴露。

(3) 其他因素可能本身致畸或加强其他药物致畸作用。

(4) 缺氧、高碳酸血症、应激反应及电离辐射。

3. 围术期是否会发生胎儿宫内窘迫

(1) 子宫血流 =（子宫动脉压 – 子宫静脉压）/ 子宫血管阻力。子宫动脉压受母体血压及心输出量影响，子宫血管阻力受应激反应、缩血管药物及子宫收缩影响。

(2) 胎儿氧合受到孕妇血氧分压及胎盘灌注的影响。胎儿血红蛋白浓度高且对氧的亲和力强，可耐受母体 $PaO_2$ 短暂出现轻到中度的降低。母体严重低氧会导致胎儿缺氧死亡。

4. 预防早产

孕期非产科手术对胎儿最大的风险是流产和早产，故围术期应降低子宫张力。围术期降低子宫张力的方法有使用吸入性麻醉药、硫酸镁剂及 $\beta_2$ 受体激动剂，后者作用有限，且存在潜在风险，常规预防性使用仍有争议。

### （三）围术期管理要点

(1) 手术时机尽可能选择孕中期。

(2) 麻醉方法尽可能选择区域阻滞，孕妇对局麻药的需求量减少。

(3) 孕 20 周后保持子宫左倾，减少对下腔静脉的压迫。

(4) 围术期监测：氧合、二氧化碳分压、血压及血糖、胎心及宫缩监测等。

(5) 全身麻醉推荐使用中等浓度吸入麻醉药（不超过 2 个 MAC），避免过度通气，尽量不使用胆碱酯酶抑制剂。

(6) 术中低血压推荐使用去氧肾上腺素处理，麻黄碱会加重胎儿的酸中毒。

(7) 对于接受硫酸镁治疗的患者，由于镁离子抑制钙离子的内流可引起剂量依赖性血压和心率降低，推荐使用去氧肾上腺素纠正低血压。由于麻黄碱可加重胎儿的酸中毒，不建议使用。同时镁剂减少神经肌肉接头前膜乙酰胆碱的释放，增强和延长非去极化肌松药的作用。

(8) 术中注意体温保护，孕妇低体温会导致胎心减慢。

(9) 围术期需要良好的镇痛，以减少应激反应。

(10) 孕妇血液高凝，注意围术期血栓预防。

## 第七节　胎儿手术麻醉进展

我国出生的婴儿约有 5.6% 存在出生缺陷。过去，这些出生缺陷的婴儿大多是在产后进行治疗，近 20 年来，随着产前诊断和胎儿外科技术的发展，胎儿产前干预得到了巨大的突破和进展。

胎儿干预的范围从微创内窥镜手术到孕中期开放手术，再到分娩时的子宫外产时处理。根据手术干预的类型和胎儿特征，可以采用局部麻醉、镇静镇痛、椎管内麻醉及全身麻醉。胎儿麻醉的循证实践受到病例数量少和跨机构麻醉管理异质性的阻碍，大多数由单中心观察性研究组成。胎儿治疗中，母亲和胎儿都是麻醉的接受者。实施麻醉时，不仅要考虑手术类型和持续时间，还要考虑麻醉对胎儿的影响。本节就胎儿手术麻醉的研究进展进行综述，为胎儿手术麻醉的临床实施提供帮助。

## 一、麻醉选择

### （一）妊娠中期微创胎儿手术的麻醉

超声引导的穿刺术用于治疗产前诊断的多发性积液和先天性囊性腺瘤样畸形，也可进行宫内输血（Intrauterine Transfusion，IUT)。IUT 是一种在超声引导下为贫血胎儿进行的宫内输血术。IUT 应用于胎儿溶血病、细小病毒 B19 感染及双胞胎输血综合征（Twin-to-twin Transfusion Syndrome，TTTS）等原因引起的贫血。

膀胱羊水分流术用于治疗下尿路梗阻胎儿，可提高围产儿存活率，但肾脏发病率仍然很高。

最常见的微创胎儿手术是胎儿镜激光光凝术治疗 TTTS 以及射频消融术治疗双胎反向动脉灌注序列征。TTTS 是双胞胎间通过胎盘吻合口的血流不平衡导致的。该综合征导致 1 例胎儿出现血容量减少和贫血，而另 1 例胎儿则出现高血容量和红细胞增多症。如果不进行治疗，胎儿死亡率高达 70%～100%。激光消融胎盘吻合口可将死亡率降至 20%。激光光凝术治疗 TTTS 已被证明比羊水减少术更成功，在 6 个月和 6 岁时激光消融组出现的神经系统并发症较少。

双胎动脉反向灌注序列征是一种一个正常胎儿（双胎泵）和一个畸形胎儿（没有心脏）的双胞胎异常综合征。回顾 10 年来 98 对双胞胎的治疗情况，超声引导射频消融术可使双胞胎的存活率达到 80%，而未经治疗的双胞胎死亡率超过 50%。

超声引导的经皮针入路可以用于治疗某些危重的先天性心脏畸形。Freud LR 等研究发现在接受主动脉瓣成形术治疗的胎儿中，超过 30% 的新生儿出生后有双心室功能。

羊膜带综合征通常是胎儿的四肢或手指在子宫内被纤维性羊膜带卡住而导致的。对于患肢异常但仍存在多普勒血流信号的患者，松解羊膜带后出生时肢体功能正常。此类手术一般在微创胎儿镜下进行。早产是主要并发症，须权衡风险。

先天性膈疝（Congenital Diaphragmatic Hernia，CDH）是指部分或完全的膈肌发育

不全，随着胎儿的发育，腹部内脏通过缺口向胸腔内突出。胸腔内压力升高，从而抑制了肺的发育，导致肺发育不良和肺动脉高压。经过30年胎儿外科治疗CDH的改进，目前采用胎儿腔内气管闭塞（Fetal Endoscopic Tracheal Occlusion，FETO）技术。通过内窥镜检查，外科医生将气囊闭塞装置通过胎儿口腔推入气管。然后将气囊充气，放置数周至数月。总体而言，FETO技术在一定程度上改善了患者的预后。

采用子宫操作（激光消融术、射频消融术、分流术、IUT）的微创胎儿外科手术的麻醉包括局麻、镇静镇痛和椎管内（通常是硬膜外或腰硬联合）麻醉。1例对TTTS或双胎动脉反向灌注序列征患者的回顾性研究认为，对于微创胎儿手术患者来说，局麻配合镇静应该优先考虑。

羊膜带综合征和CDH手术的麻醉一般采用椎管内阻滞或全麻。某些病例（如FETO）可能需要胎儿固定，胎儿固定可以通过给产妇输注瑞芬太尼或胎儿直接给药来实现。一般很少需要明显的术中子宫松弛，围术期给予一定剂量的宫缩抑制药物，以预防早产。局麻配合镇静被认为具有并发症发生率低、药物暴露少、缩短术后住院时间等优点。综上所述，局麻配合镇静在微创妊娠中期胎儿手术的麻醉中具有很大的优势及安全性。

### （二）妊娠中期开放式胎儿手术的麻醉

妊娠中期开放式胎儿手术中最常见的是产前胎儿脊髓脊膜膨出修复术（Fetal Repair of Myelomenigocele，MMC），有研究比较了开放式胎儿手术和产后修复术，发现产前手术组的脑室腹腔分流置入率和后脑疝发生率更低，神经学和功能评分总体上更好。一项为期30个月的队列研究证实，开放式胎儿手术组的患儿精神和运动功能，包括行走和自我护理评分得到了改善。

目前大多数中心采用开放胎儿手术，虽然开放式技术比微创技术提供了更好的手术暴露，但也带来了更大的母体并发症风险，包括自发性胎膜破裂、剖宫产部位子宫破裂及接受胎儿手术的婴儿早产率较高等。这促使一些中心使用宫腔镜微创技术，经皮插入腹腔镜器械，排出大部分羊水，并在子宫内充满二氧化碳。研究表明，产后平均心率大于88次/min，发生早产的概率随产妇心率的增加而增加。而将术中舒张压和术后心率维持在基线值的20%以内，可能会对宫内手术后妊娠结局产生积极影响。在子宫内手术患者的术中和术后护理阶段，保持稳定的围手术期血流动力学非常重要。

MMC的麻醉方式一般为全麻复合硬膜外麻醉，麻醉的维持通常采用吸入麻醉剂和静脉泵注瑞芬太尼，也包括一种小剂量吸入麻醉剂和丙泊酚输注的联合方法。全麻诱导后安置有创动脉监测。腰椎硬膜外置管则是方便在术后进行硬膜外镇痛（通常使用阿片类药物和局部麻醉剂的组合）。根据适应证，可以使用子宫松弛剂，包括镁和硝酸甘油。开放胎儿手术早期联合给予硫酸镁可以在较低的挥发性吸入麻醉药物浓度下获得足够的子宫松弛。Manrique S 等发现与胎儿镜 MMC 相比，开放式手术需要更高剂量的吸入麻醉剂，并导致更明显的母体血流动力学改变，而血管收缩药物的使用与手术方式无关。该研究中二氧化碳的使用也没有对母体血气造成影响，提示胎儿镜手术中子宫内充二氧化碳可能不会对胎儿产生影响，这一点需要进一步的研究来证实。

骶尾部畸胎瘤是新生儿最常见的肿瘤，发病率约为 1：40 000。在肿瘤负荷较大的情况下可以通过开放入路切除，虽其死亡率较高，但仍有可能提高存活率。微创激光消融或射频消融肿瘤最近已有报道。然而，还需要更大规模的研究来确定这些干预措施是否有益。

开放式骶尾部畸胎瘤切除的麻醉方式与开放式 MMC 相类似，在产妇全身麻醉下使用挥发性麻醉剂，并根据子宫松弛需要静脉注射硝酸甘油，以达到切除后继续妊娠的目的。胎儿部分暴露于宫腔外，并建立静脉通道。脉搏、血氧饱和度和超声心动图分别用于监测胎儿心率和心功能。最重要的是，手术团队应该做好治疗胎儿大量失血和凝血功能障碍的准备。

### （三）子宫外产时手术的麻醉

子宫外产时手术（Ex-utero Intrapartum Treatment，EXIT）在严重气道阻塞的情况下确保新生儿的氧合，是一种救命的手术。适应证包括切除颈部肿瘤、巨大的胸部肿块、取出用于胎儿镜下气管闭塞的球囊、先天性高气道阻塞综合征合并气管闭锁或喉闭锁、作为新生儿体外膜肺氧合的桥接治疗等。

大多数 EXIT 都是在全麻下进行的，可能会联合术后硬膜外镇痛，诱导后置入动脉导管及建立大口径静脉通路（甚至中心静脉导管）。根据手术方式的不同，如何进行子宫松弛和胎儿固定是成功的关键。目前采用低浓度的地氟烷联合硝酸甘油，最大限度降低了产妇和胎儿血流动力学影响的同时又达到了子宫松弛的效果。剖宫产时，胎儿肢体部分分娩，建立静脉通道，胎儿注射阿片类药物和神经肌肉阻滞剂，建立气道，可以使用纤维支气管镜加以确认。在某些情况下，气道的建立是手术的最终目标。新生儿分离后，麻醉医生必须关注子宫收缩和子宫肌张力恢复的情况，避免子宫收缩不良可能导致的产科大出血。应停止使用挥发性麻醉剂，改用丙泊酚维持麻醉，并使用催产素等宫缩剂刺激宫缩。

## 二、胎儿麻醉

疼痛由两部分组成：神经内分泌应激反应，以及情绪上的负面感知。胎儿未成熟的疼痛系统能够增加对疼痛刺激的行为反应，这从微创胎儿手术中胎儿远离刺激的运动中可以看出。事实上，在未麻醉的胎儿中，死亡率和胎儿损失率超过 20%。曾报道过 1 例胎儿因没有被充分麻醉而导致其疼痛伴心动过缓，并提出了孕中期前的胎儿可能确实感觉到疼痛的假说，因此，胎儿是需要麻醉的。

胎儿的麻醉主要包括镇痛和制动两方面。日本一篇多机构回顾性研究报道有 39% 的胎儿治疗使用了胎儿镇痛和制动，其中经母体静脉或吸入麻醉的占 80%、母体静脉或吸入麻醉联合胎儿肌肉注射麻醉的占 8%、单纯胎儿肌肉注射麻醉的为 4%、母体静脉或吸入麻醉联合脐静脉注射麻醉的占 4%、单纯脐静脉注射麻醉占 4%。对于胎儿，胸腔羊水分流和 FETO 涉及潜在的有害刺激，胎儿固定有利于正确地分流位置和提高气管镜检的简易性。IUT 、射频消融术和胎儿镜激光光凝术分别是在脐带、无心双胞胎和胎盘上进行的手术。这些手术不需要与胎儿直接接触，但胎儿运动可能会导致针头或激光束移位，进而导致胎儿创伤、出血等并发症。经母体静脉输注胎儿镇痛、镇静剂可以单用瑞芬太尼或联用右美托咪定及咪达唑仑。胎儿肌肉直接注射芬太尼和肌松剂有助于胎儿完全制动和镇痛。有产科医生表示，胎儿直接给药需要一根单独的针插入子宫，可能会导致子宫收缩或增加胎膜早破的风险，即使对胎儿制动和镇痛的作用比直接给药小，但也更倾向于通过母体途径给药。

## 三、母体及胎儿监护

母体及胎儿监护是实施胎儿手术麻醉的根本保证。给产妇建立两条静脉通路，桡动脉置管监测动脉血压，并在术前、术中及术后进行血气分析，中心静脉置管，监测中心静脉压。除了常规监测以外，还要监测其他包括呼气末二氧化碳、脑电双频指数、肌松监测、食管温度、出血量及每小时尿量，必要时采用微创血流动力学检测仪估计心输出量指数、每搏输出量变异和全身血管阻力指数，以计算输液量。

在手术中，监测胎儿的方法包括通过多普勒或超声检查连续或间歇性记录胎儿心率、胎儿血管或子宫血管的流量。监测的目的是在早期阶段通过监测胎儿血流灌注的变化，从而发现胎儿缺氧。使用其他形式的监测，旨在评估怀孕期间胎儿的血流动力学状况，并将结果纳入到术中，能够预测不良事件的发生。在脐动脉多普勒超声检查中，出现反向或无舒张期血流被认为是胎盘功能不全的征兆。

静脉导管是胎儿时期特有的一根特殊而重要的血管，连接于脐静脉与下腔静脉之间，把高氧分的血流直接输入心脏。静脉导管血流频谱异常主要表现为 a 波消失或反向，多是右心房压力增高导致右心房与脐静脉间压力差异变化所致，主要见于右心功能异常、胎儿宫内缺氧及 TTTS 等。静脉导管的多普勒超声检查提供了有关胎儿心脏功能效率的信息。它对缺氧的反应主要是扩张，可以确保心脏和大脑等重要器官有足够的氧气和葡萄糖供应。与主动脉峡部一样，主动脉峡部在两个平行的循环之间起到了有效的分流作用，从而满足了胎儿上半身及下半身的灌注，超声监测血流模式可以提供有关大脑氧合和胎盘血流的可靠信息。

## 四、母体手术麻醉对胎儿大脑的影响

胎儿手术麻醉需要考虑母体麻醉对胎儿大脑发育的远期影响，美国食品和药物管理局警告称，对于妊娠晚期的孕妇和 3 岁以下的儿童，全身麻醉药和镇静剂的使用时间不超过 3h。列出的麻醉药物包括咪达唑仑、丙泊酚和吸入麻醉剂（异氟烷、七氟烷和地氟烷），这些制剂可能会影响儿童大脑的发育。

Olutoye OA 等认为，以下几点可能会避免婴儿神经系统长期受到不良影响：①适当使用非谷氨酸 - 氨基丁酸类激动剂进行镇静，如阿片类药物（瑞芬太尼、芬太尼）或右美托咪定。②尽量减少孕妇在胎儿、产科和非产科手术中吸入麻醉药的时间，并控制在安全时间范围内。③及时开始手术并限制麻醉诱导和手术开始的时间间隔，将有助于减少患者接触吸入剂的时间。④尽管美国食品药品监督管理局的警告是基于暴露的持续时间和重复性而不是吸入剂的浓度，但可以考虑在术中联合使用其他药物（硝酸甘油、钙拮抗剂等），为胎儿手术提供子宫松弛作用，而不是单纯使用高浓度的吸入麻醉剂。

药物选择方面，右美托咪定是一种新型镇静催眠药，作用于中枢神经系统 $\alpha_2$ 肾上腺素能受体结合位点，是一种高度选择性的激动剂。右美托咪定通过结合大脑蓝斑突触前 $\alpha_2$ 受体产生催眠和缓解焦虑作用，并通过结合脊髓 $\alpha_2$ 受体产生镇痛作用。异氟烷导致绵羊胎儿齿状回神经细胞凋亡明显增加，当加入右美托咪定时，细胞凋亡减少，虽然未完全达到基线水平。右美托咪定具有明显的神经保护作用。低剂量和高剂量右美托咪定均未引起食蟹猴胎儿脑细胞凋亡增加，而氯胺酮则使脑细胞凋亡增加 9 倍。胎儿手术减少了异氟烷诱导的孕中期胎儿齿状回和锥体层的神经细胞凋亡。这些观察对记忆和学习的长期影响值得进一步探讨。因此，右美托咪定的这些优势在胎儿手术麻醉中或许是一种选择。

胎儿手术麻醉是临床的一大挑战，胎儿手术的类型多样，麻醉方式也各具特色。胎儿麻醉的要点在于镇痛和制动，在手术过程中加强母体及胎儿监护是实施胎儿手术麻醉的根本保证。其对胎儿大脑的发育是否存在远期影响仍然是需要不断关注的热点问题，仍需要更多研究机构和更高质量的证据来指导这些具有挑战性的胎儿手术的麻醉管理。

# 第六章 麻醉学发展创新研究

## 第一节 麻醉学科的转型

自中华人民共和国成立以来，中国麻醉学科的发展有着光辉的历史，也取得了不俗的成绩。当前，麻醉科医师面临着学科转型发展的重任，麻醉学科的发展思路包括：①以正视听，持续加强对麻醉科学科属性的宣传。②勇于创新，积极拓展麻醉科的手术室外业务和麻醉治疗业务。③未来已来，迎接麻醉学科的人工智能时代。希望本文能引起广大麻醉科同道的关注和思考，引发更多有益的讨论和行动。

我国麻醉学科经历了初创时期、高速发展时期，现今正处于时代发展的十字路口。麻醉学科的转型时代即将到来。

自中华人民共和国成立以来，中国的麻醉学科已历经 70 多年的风雨。从 20 世纪 50—60 年代开始建立专业的麻醉科与麻醉学教研室，到 70 年代在全国范围内广泛开展针刺麻醉工作，中国麻醉学科初步完成了创建和布局阶段。随着麻醉学专业在全国范围内的普及，麻醉科可以开展的业务工作基本满足了外科等手术科室的发展需要。同时，麻醉科也承担了心肺复苏、急危重症抢救的所有重任，在对党和国家主要领导人的救治任务和唐山大地震时对伤员的抢救任务中均表现突出。在这一时期，中国麻醉学科的前辈，不仅紧追国际上麻醉学科发展的脚步，更在心肺复苏（以王源昶教授为代表开展的胸外心脏按压心肺复苏术）、脑复苏（以李德鑫教授为代表开展的脑深低温、大剂量脱水、大剂量糖皮质激素、早期高压氧等综合治疗措施）和大规模传染病的治疗方面（以谭慧英教授为代表开展的人工冬眠疗法）都走在了世界前列。以东莨菪碱为基本药物抢救严重休克，治疗包括急性肺损伤在内的各器官微循环障碍，以神经阻滞技术为主、综合运用麻醉手段开展疼痛诊疗工作，均使麻醉学科的综合治疗能力得到进一步发展，也极大地推动了急诊医学、重症医学和疼痛医学的发展，并形成了新的麻醉亚专科，是现今的急诊科、危重症医学科和疼痛科的雏形。最早独立于麻醉科而成立的急诊科，至今仍有大量的急诊抢救工作始于麻醉科医师施行急诊气管内插管。之后成立了危重症医学科，在 2003 年的严重急性呼吸综合征（SARS）和

2020年的新型冠状病毒肺炎（COVID-19）救治工作中，仍由麻醉科医师承担了大量的抢救任务。由麻醉科医师冒着生命危险组成“插管敢死队”进行气管插管，麻醉科专家建议的“以麻醉下冬眠疗法为主”的抢救指导意见在临床上应用，使抢救工作得以在短期内迅速取得成效。以上经验充分说明了麻醉学科在推动我国多个医学学科发展中所取得的历史性成就，是麻醉学科的医师们和从麻醉学科衍生的急诊科、危重症医学科、疼痛科的同道们应当牢记和继承的光荣传统。

## 一、转型需求

麻醉学科的发展有着光辉的历史，也取得了不俗的成绩，但随着医学的发展，急危重症抢救、疼痛诊疗等已成为当前急诊科、危重症医学科和疼痛科医师的主要工作，麻醉科医师如何应对学科的转型发展值得探讨。

笔者将着重讨论麻醉学科的发展悖论问题。回顾历史，可以发现，中国麻醉学科的发展速度惊人。中国这个世界上最大的发展中国家实现了在降低麻醉直接相关死亡率（12/100万）方面领先所有发展中国家（平均为142/100万），并接近世界发达国家水平（10/100万）。中国的成绩包括了所有县级及以下医疗机构麻醉科的数据，实际上我国省市级城市的大型医院和医学院校附属医院麻醉科发展的水平，早已与世界发达国家的水平并驾齐驱。在COVID-19疫情仍在全球肆虐的今天，中国的医疗救治水平呈现了“一枝独秀”的优异表现：至截稿时，我国危重症患者死亡总例数为4600多，病死率为全世界最低。这一成绩的取得，主要取决于中国政府各方面的能力和所具备的优势，同时也可提示，我国麻醉科医师的抢救方案已成为成功救治危重症患者的有效方法之一。这是中国麻醉学科在COVID-19救治领域超越西方发达国家水平的有力证据。

麻醉学科取得的巨大成绩逐渐改变了业界对手术风险的观点和期望，发生过程显得“润物细无声”；而与其相悖之处在于，虽然麻醉过程对手术患者的死亡威胁永远存在，但麻醉学科的高水平发展已使其不再是影响患者生命安全的最主要因素，即麻醉越安全，其重要性越容易被忽视。现状是部分医院在抢救急危重症患者时，已没有麻醉科医师到场，有时麻醉科医师到场后提出的方案未必能得到采纳。如果麻醉学科的工作内容和专科意见不再受到卫生行政部门、医院和科室负责人、广大医护人员的重视，则学科发展将受到制约，无法继续保持原有的水平，学科发展发生倒退并非没有可能。这个悖论问题会随着麻醉学科的进一步发展愈发明显。

笔者曾到北方某市一家三级甲等医院会诊1例手术患者，患者经该院心内科和呼吸科主任认定心肺功能均无异常，考虑无麻醉风险，拟行手术。笔者检查患者情况后认为，其午后低热是由早期清创手术不彻底，导致皮下脂肪坏死感染而引起的，需要行清创手术，彻底清除保留皮片上的脂肪，再将皮片行张力缝合，加压包扎。最终手术结果证明了笔者的判断，而之前忽视麻醉科意见的院长和科主任也向笔者表达了歉意。上述事件反映出业界对麻醉学科的认知仍存在较大偏颇。1989 年原国家卫生部发布的 12 号文件中提到，麻醉学科经过多年的发展，已经由医技科室发展为临床科室，临床工作范围涵盖临床麻醉、急救复苏、重症监测治疗及疼痛诊疗等；危重症医学科、疼痛科已经独立成科，文件要求其成员必须具有麻醉科的工作经历。因此，以上科室的组建者绝大多数曾经担任过麻醉科副主任。令笔者深感遗憾的是，麻醉科的学科属性至今仍因部分媒体和文艺作品的误导而被认为是医技科室。

我国台湾省麻醉学科的发展状况代表了历史遗留问题导致的悖论，也当引以为戒。20 世纪 90 年代，一位在业界有较大影响力的专家曾就职于台北荣民总医院任麻醉科主任，因其在担任时任中国台湾省领导人抢救小组组长期间的表现而受到褒奖。为推动麻醉学科发展，该专家在医院内提出成立麻醉部，却遭到巨大的反对，故愤而离职。自此，台湾省麻醉界失去了可振臂一呼的“领头羊”，麻醉科医师人数由鼎盛时期的近 1000 人，减少至目前的 600 人左右，人员不足导致大量临床麻醉工作已由麻醉科护士代替。而其结果为，麻醉直接相关死亡率大幅度增高，学科发展停滞甚至倒退。

除了以上提及的社会问题外，麻醉学科还将面临人工智能麻醉设备的挑战。简言之，麻醉的本质是，将患者从清醒状态调整为意识丧失后的麻醉状态。这一转变，除了使患者不再感知疼痛，从而可让手术医师顺利完成手术外，更重要的是通过麻醉科医师的工作，来保障患者整个围手术期的生命安全。这表现在反映患者生命体征的所有指标的变化上。如果患者在从清醒到被麻醉直至手术完成的过程中，所有的生命体征都能保持平稳，则其生命安全大概率有了保证。而计算机技术的长处恰恰就是维持一套系统性指标平稳地进行工作。只要根据以往麻醉科医师的工作经验，设定好各生命体征指标的限定范围，就可以初步建成一套麻醉自动控制系统。这个门槛并不如想象的那么高。从这个角度来看，麻醉科甚至有可能成为医院内最先实现全人工智能管理的科室。彼时，麻醉科就不再是人员紧张、不断发生医师过劳死的科室，麻醉科的工作场景也将发生颠覆性改变。大量麻醉科医护人员是否对将面临再度转岗的风险有所准备，值得各位同道思考。

## 二、学科发展思路

笔者认为，麻醉学科目前已面临诸多危机和潜在风险，虽然在可预见的未来一段时期内不一定会对每一位麻醉科医师造成较大影响，但在所有挑战成为现实之前，均需研究并提出对策。这并非杞人忧天，《礼记·中庸》曰：“凡事预则立，不预则废。”以此来探讨麻醉学科的发展思路。

### （一）以正视听，持续加强对麻醉科学科属性的宣传

虽然要立即扭转社会上已经形成的错误观念较为困难，但我们仍应迎难而上，持续不断地开展“麻醉科属于临床科室”的宣传工作。过去数年，在学会、协会层面虽付出了不少努力，但实际效果仍有限。因此，这必须成为所有麻醉科医师一项长期坚持的工作，不放弃在任何一个关键点上的希望。星星之火，可以燎原，持之以恒，则必有裨益。希望本学科的众多领军人物都能在各自的岗位上，发挥出自己的能力。

### （二）勇于创新，积极拓展麻醉科的手术室外业务和麻醉治疗业务

手术室外业务主要是舒适医疗的工作。麻醉科应该以最大限度地保证患者安全、减轻患者痛苦、提高患者舒适度为目的，从已开展的无痛内镜检查、产科分娩镇痛、无痛人工流产等工作，向全学科领域拓展，包括口腔科镇痛、儿科镇静镇痛、心导管检查镇痛、泌尿外科镇静镇痛，以及癌症患者的居家镇痛等工作。麻醉治疗业务是麻醉科急需拓展的工作。所谓麻醉治疗，是指麻醉科医师在麻醉理论的指导下，应用麻醉科独有的药物、器械、设备，通过一个完整的麻醉过程，直接治疗各学科顽固性、难治性疾患的工作。我们必须充分认识到，这是麻醉科真正走出手术室，融入临床科室的创新且关键的一步，有条件的医院应该率先开展此项工作。

### （三）未来已来，迎接麻醉学科的人工智能时代

目前，麻醉药物机器人自动给药系统、麻醉技术机器人辅助操作系统，以及麻醉评估和诊断机器人自动化系统是麻醉学科人工智能的三大支柱，多项新兴技术陆续应用于临床麻醉工作，并拥有巨大的发展空间。随着科技的发展，人工智能在麻醉学科的全面推广和应用不再遥不可及。我们应以积极的心态，直面人工智能时代对麻醉学科的挑战，不仅可通过技术更新来合理调整人员配比，也可促进麻醉科医护人员强化创新意识、提高创新能力来推动学科整体的高质量发展。

## 第二节　麻醉科特殊药品管理模式的创新

麻醉科特殊药品，指的是在国家麻醉药品品种目录、精神药品品种目录中的麻醉药品、第一类精神药品。根据国家法律规定，必须对特殊药品依法进行严格管理。在手术用药中，特殊药品占有一定比重，使用量较大，同时手术用药具有一定特殊性，导致特殊药品的管理难度明显增大。以往的管理方式和监督缺乏有效性，导致手术使用特殊药品时，出现用药不合理、药品周转混乱等问题，必须对传统管理方式进行

创新。

由于特殊药品自身特殊性，对其管理必须予以高度重视。依法建立麻醉科特殊药品规范化、专业化、制度化管理模式，可以有效促进其合理使用和监管。经过一段时间实践，在我国医院已探索出全新的模式对麻醉科特殊药品进行有效管理，具体实践情况如下。

## 一、特殊药品管理的重要意义

特殊药品是指麻醉药品和第一类精神药品，其主要作用为镇痛与镇静，在医院药品中占有重要位置，合理使用特殊药品有利于帮助患者缓解痛苦，确保治疗顺利进行；但是，一旦不合理使用特殊药品，则会导致患者产生依赖性，甚至误入非法渠道成为毒品，给社会带来严重危害。所以，我国法律规定必须严格管理特殊药品，其法律规定涉及其管理的各个环节，包括种植、生产、流通、储存、使用等。目前，某些特殊药品已成为社会中广泛存在的毒品，例如阿片类、可卡因、大麻等，对这类毒品进行严格管制，并对滥用特殊药品的行为进行打击已引起世界范围内的重视。医院作为特殊药品的重要存储和使用场所，必须重视和加强对特殊药品的管理，这不仅仅关系到医院的利益，还关系到整个社会的利益。

## 二、传统管理模式的不足

麻醉科在特殊药品的管理方面存在着一定缺陷，具体表现在以下方面：

### （一）存储方面存在缺失

缺乏专门的保险柜对特殊药品进行存储，甚至有些麻醉科出现其他药品与特殊药品混合摆放的情况。在以往的管理模式下，负责领取特殊药品的人员主要是麻醉科工作人员，根据处方至住院部药房领取，然后直接将其置于科室药柜、保险箱中进行保存。在手术需要使用麻醉药品时，麻醉医师在手术前领取药品，于手术过程中使用，但是在手术后才开具药品处方。负责管理特殊药品的管理人员并不是专业人员，缺乏相应药学专业知识，对药品管理缺乏专业经验，易出现处方量和使用量不一的问题，药品难以得到有效周转，过度消耗特殊药品，没有对过期的药品进行淘汰，甚至出现特殊药品被其他人非法挪用的情况，对患者人身安全造成威胁。

### （二）缺乏有效的监督管理机制

因为麻醉科管理人员有限，在实际使用特殊药品过程中，难以保证管理有效。尤其是手术患者用药，药物使用种类多，剂量也有所不同，导致麻醉科难以对特殊药品进行有效管理，监管难度大，缺乏实际有效的管理体系。虽然医院成立了不同的科室参与特殊药品的管理，但也仅停留于基本的五专管理要求的对应检查，并没有对药品的各个环节进行跟踪调查，缺乏切实的监督机制。

### （三）处方开具方面存在缺失

在麻醉科特殊药品管理过程中，有些医师没有严格遵守《麻醉药、精神药品处方管理规定》和《处方管理办法》开具处方，如开具处方的药品名称、剂量和数量等细节方面缺乏完整性和统一性；医师处方签名不清晰，需要药师反复多次核对，导致药师工作效率下降，甚至对责任追究造成一定干扰。处方开具质量与医院诊治水平密切相关。麻醉处方在医院处方中占据重要位置，也在麻醉药品五专管理中具有不可忽略的意义。同时处方作为医院诊疗重要的文书依据，和医师、药师的责任归咎密切相关。

## 三、药师对麻醉科特殊药品管理模式的创新与实践

### （一）配备专职药师

从药学部抽选专职药师至麻醉科协助管理特殊药品，全周工作，晚间使用专门麻醉药箱，由麻醉医师负责管理，第 2 天清晨对药箱药品进行清点和适当补充，药师和麻醉医师之间必须密切合作。

### （二）分类管理

特殊药品种类不同，可以采用分类管理方法进行，针对麻醉药品开设独立房间进行管理，在麻醉药房内配备齐全应有的办公设备，包括基本办公用具、麻醉药品保险柜、存放药品的冰箱、药柜等，确保麻醉药品存放安全。此外，应当在麻醉药房内安装摄像头，对药房内的药品进行实时监督。

### （三）配备专用麻醉箱

要求一个手术室内应当配备一个专用的麻醉箱，以满足手术室内全天手术麻醉药品需求。在配备麻醉药箱时，应从手术对麻醉药品的需求出发，为各种麻醉方式准备相应的麻醉药品和其他辅助用药。在准备这些药品前，必须首先根据实际情况拟定药品名称、数量清单。依照所拟定清单，考虑不同手术的性质和需求，设定药品基数，开始配备麻醉药箱，包括常规药箱、心脏手术药箱、复苏室麻醉药箱以及夜间急诊药箱，同时使用不同颜色对不同药箱进行标识。在药箱内摆放所配备药品，不仅应整齐、合理，还要方便使用。

### （四）加强特殊药品使用的管理

特殊药品的使用不仅涉及用药安全的问题，而且还涉及社会问题以及法律问题。非法使用特殊药品需要承担相应的法律责任。因此，药师在对麻醉药品进行管理时，需严格遵守法律法规及五专原则。对药品管理的各个环节进行细致管理，包括储存、发放、使用、空安瓿回收以及销毁等。交班时，需对药品进行认真清点，并且进行详细登记，确保账面记录与药品实际存放情况相符。

### （五）设计和完善特殊药品登记表

在设计关于特殊药品登记表时，应从实际出发，制定相应的专门登记表，例如：麻醉车药物使用登记表、麻醉药箱药品使用登记表、特殊药品每日使用量登记表等。通过专门的特殊药品登记表，可以使特殊药品的领取、发放、回收空安瓿等环节有账可查，进行每日清点，确保药品使用情况和账面登记情况一致。

综上所述，采用全新的管理模式对麻醉科特殊药品进行管理，可以有效缩短麻醉准备时间，提高麻醉科工作效率，减少特殊药品消耗量，通过对日常工作流程的规范，可确保特殊药品的使用账面登记和实际情况相符合，从而减少特殊药品非法使用情况发生，提高特殊药品管理的有效性和安全性。

## 第三节　麻醉学在医疗服务中的贡献与挑战

麻醉学是伴随着舒适化医疗的需求而诞生的，实现医疗的舒适化始终是麻醉学最根本的历史使命。近年来，麻醉学科迅速发展，在不断拓展舒适化医疗服务领域的同时，也积极助力健康中国发展战略。然而，目前麻醉学科发展水平与舒适化医疗需求之间的矛盾仍然存在，大众对舒适化医疗的需求和对麻醉学的理解认识之间仍存在严重偏差，舒适化医疗的运行模式和配套机制尚需进一步优化。相信通过各界的共同努力，麻醉学服务领域将不断延伸，内涵将不断提升，从而为广大人民群众提供更高效、优质的舒适化医疗保健。

如今麻醉学科的工作范畴早已超出了“麻醉”的概念，已经是医院的平台学科，并逐渐成为舒适化医疗的主导学科。麻醉学科的工作重心已经从简单的保障手术安全运行发展成确保各类患者在诊疗全过程的无痛和舒适，减轻甚至消除有创诊疗的不适体验。麻醉医生和麻醉质量管理制度是安全实施舒适化医疗的根本保证。加强和完善麻醉学科主导的舒适化医疗，是健康中国建设和卫生事业发展的重要内容，对于适应不断提升的医疗服务需求，实现人民日益增长的美好生活愿望具有重大意义。

## 一、实现舒适化医疗始终是麻醉学最根本的历史使命

### （一）麻醉学的发展历史就是人类与疼痛、治疗恐惧抗争的历史

我国历代的医药典籍中有大量关于镇痛和麻醉的内容，说明消除疼痛一直是人类治疗疾病的重要目标。《黄帝内经》中的《灵枢·官针》篇就有针刺镇痛的实施方法，也是我国古代医疗镇痛的萌芽。《史记·扁鹊列传》中描述了名医扁鹊用自己发明的“毒酒”作为麻药进行外科手术。随后《三国志》和《后汉书·华佗列传》中均记载了华佗使用“麻沸散”实施开腹手术。古印度等国家还出现过使用鸦片、大麻、曼陀罗等草药镇痛。这只是麻醉学发展的萌芽状态，但我们仍能深刻感受到古人为了消除疼痛和治疗恐惧在不断地进行探索和尝试。

### （二）近代麻醉学是伴随着舒适化诊疗的需求而诞生的

近代麻醉学历史开始于 1846 年。这一年，美国牙医 William Morton 在麻省总医院成功地实施了首例在乙醚麻醉作用下的颈部肿物切除术，并成为麻醉学和外科学历史上的一个重要转折点：在无痛状态下实施手术，使人类进入了一个新的文明时代。而且在这之前的 1844 年，Horace Wells 在 Colton 和另一位牙科医师的帮助下，使用氧化亚氮麻醉成功地把自己的一颗臼齿拔了下来，开启了无痛口腔治疗的先河。1847 年，斯普森爵士首次使用氯仿为产妇进行了分娩镇痛，成为近代分娩镇痛历史的开端。这些基础的镇痛需求促发了近代麻醉学的诞生，接下来伴随着科技的爆发式发展，各种新型麻醉镇痛药的临床应用，形成了真正意义上的临床麻醉学。

### （三）麻醉学科逐渐成为舒适化医疗的主导学科

从 20 世纪 50 年代开始，麻醉的工作范围进一步扩展。特别是进入 21 世纪以来，麻醉技术设备和药物开发迅速发展，麻醉学科也迎来了发展的春天。麻醉学科为外科手术患者提供安全、无痛、平稳的手术条件，打开了一个又一个手术禁区。随着近年围术期医学理念的不断深入，麻醉学科的工作范畴已经远远超出“麻醉”这一概念。然而无论学科如何发展，作为舒适化医疗的主导学科始终是麻醉学科最重要的历史使命。舒适化治疗已经成为各个医疗领域不可或缺的部分，并且在麻醉学科的推动下不断拓展其服务领域。以麻醉科为主导，联合术前麻醉评估门诊、疼痛门诊、日间手术、内镜诊疗、手术室、麻醉后恢复室、麻醉重症监护病房、ICU、术后康复等协同一体化的安全舒适保障机制，在有效提升围术期医疗质量、拓展新型的舒适化医疗服务中发挥主导作用。

## 二、麻醉学科主导的舒适化医疗对“健康中国”建设目标实现的重大意义

党的二十大报告提出到2035年建成健康中国的目标任务。报告指出，要深刻认识和牢牢把握卫生健康工作现阶段特点和规律，促进优质医疗资源不断扩容升级，不断满足老百姓对健康的升级需求，最大程度增进百姓健康福祉。2018年国家7部委联合发布的《关于印发加强和完善麻醉医疗服务的通知》以及2019年中华人民共和国国家卫生健康委员会《关于印发深入落实进一步改善医疗服务行动计划重点工作方案》等文件指出，加强和完善麻醉医疗服务，是健康中国建设和卫生事业发展的重要内容，对于提升医疗服务能力，适应不断增长的医疗服务需求，满足人民日益增长的美好生活需求具有重要意义。文件要求深入开展分娩镇痛试点工作，有条件的医院探索建立门诊无痛诊疗中心、儿童镇静中心，不断满足人民群众对医疗服务舒适化的新需要。

### （一）大力推行分娩镇痛已经成为国家健康卫生事业的重要发展战略

生育问题不仅是女性问题，更是在很大程度上决定着国家生育政策能否有力推行，事关人类繁衍的重大问题。根据“无痛分娩中国行”公益项目发起人麻醉医生胡灵群2018年在“一席”的演讲中所说，在全国分娩镇痛率达到50%后，产妇健康的第一杀手——产后大出血的比例就会下降。据估算，每小时会减少1个新生儿死亡，每日可以让2个孩子不失去母亲。2018年8月，中华人民共和国国家卫生健康委员会等7部委联合发布的《关于印发加强和完善麻醉医疗服务意见的通知》（国卫医发〔2018〕21号）提出，优先发展分娩镇痛工作。2018年11月，中华人民共和国国家卫生健康委员会发布《关于开展分娩镇痛试点工作的通知》（国卫办医函〔2018〕1009号），要求提升在分娩镇痛条件下的自然分娩医疗。2019年3月，中华人民共和国国家卫生健康委员会发布《关于印发第一批国家分娩镇痛试点医院的通知》（国卫办医函〔2019〕284号），全国遴选出912家分娩镇痛试点医院。从2018年至2022年，912家分娩镇痛试点基地成效显著，我国分娩镇痛率从不足10%上升到53.2%，妇幼专科医院已经达到85%以上。孕产妇分娩镇痛总体满意度平均分达4.62分（满分5分），有效提高了分娩母婴安全和产妇的就医感受。

### （二）以无痛内镜为代表的舒适化诊断体现了麻醉学科对于重大疾病早期诊断的推动作用

内镜检查是一种对内脏疾病非常有效的检查手段，且可以通过活检，对于内脏恶

性肿瘤等重大疾病具有早期筛查、早期诊断的重要作用。然而作为一种侵入性手段，其可引起人体躯体和心理的极度不适，如胃肠镜检查时的内脏反应，以及支气管镜检查时剧烈的呛咳反射。尤其对需多次反复进行内镜检查或在内镜下治疗操作时间较长时，患者往往难以耐受。麻醉医生通过静脉用药物轻度抑制中枢神经系统，以减轻患者的焦虑及恐惧心理，提高痛阈，使吞咽、咳嗽等保护性反射减弱，能良好配合医师完成整个内镜检查或治疗。检查结束后患者都能早期苏醒，无活动和意识障碍，清醒后无痛苦记忆，并均能接受再次检查。

无痛内镜技术的普及大大提升了患者检查的就医体验，使常规内镜的筛查率显著提高，有利于消化、呼吸系统疾病的早期诊疗。因此，以无痛内镜为代表的舒适化诊断体现了麻醉学对于重大疾病早期诊断的重大意义。

### （三）舒适化口腔诊疗对于全民口腔健康保健的重要促进作用

《“健康中国 2030”规划纲要》中明确提出“加强口腔卫生工作”“推进全民健康生活方式行动”。在我国，龋病和牙周疾病是最常见、多发的口腔疾病，而这完全可以通过及时清洁牙齿和定期进行专业的口腔诊疗进行预防。但是，几乎所有口腔疾病患者对口腔诊疗均存在排斥和恐惧。这其中相当大一部分患者在儿时存在不良口腔诊疗经历。因此，在儿童甚至婴幼儿时期的良好口腔诊疗体验，对于口腔保健习惯的养成具有重要作用。部分患儿可能由于抗拒而放弃预定治疗，甚至贻误了最佳诊疗时机而造成后续治疗复杂，由此形成恶性循环。因此就这个层面而言，儿童口腔舒适化诊疗对于全民口腔预防保健的实施，具有重要推动作用。然而患儿的生理结构及心理状态均与成年人有较大的差异，镇静镇痛的方式选择也多样，从口服镇静、笑气吸入镇静到全身麻醉，需要麻醉医生根据患儿的具体情况和治疗的具体需求综合评估。麻醉医生对儿童口腔舒适化的实施具有极其关键的主导作用。

第四次全国口腔健康流行病学调查结果表明，我国 65 ~ 74 岁老人的龋患率高达 98%，而治疗量则仅有 7.9%，随着我国进入人口老龄化社会，老年患者的口腔保健问题更加凸显。老年患者由于心血管系统退行性改变，对外界刺激的调节能力下降，在口腔诊疗过程中易发生血压和心率异常、出血、愈合不良，甚至诱发心绞痛、心肌梗死、心搏骤停等严重后果。麻醉医生主导下的镇静镇痛，对于这部分患者而言，舒适地接受口腔诊疗，更重要的意义在于安全平稳。老年患者舒适化口腔诊疗，能够极大提高老年人的生活质量，提升全身健康水平。

### （四）舒适化医疗对其他医疗服务领域的推动作用

术后急性疼痛的预防和治疗：术后疼痛及其应激反应，将对机体多个方面带来不良反应，直接影响术后康复。麻醉医生应加强术后急性疼痛的预防和治疗以及相关的术后监护与镇痛治疗，从而积极参与到患者术后康复的工作中。术后镇痛一直以来都是麻醉医生的重要工作，要不断探索更加有效的方式和方法，主动作为，切实改善患者术后体验。

日间手术的麻醉管理：日间手术具有明显缩短住院时间、加快床位周转、降低院内感染、提高医疗资源使用效率的优势。由于日间手术患者住院时间短、流动性大、周转快，对麻醉及围术期管理提出了更高的要求。也正是由于舒适化医疗的大力推广，日间手术的适应范围才逐渐扩大。传统的门诊手术中，主要以术者实施局部麻醉为主（占 90%），麻醉科参与较少。而日间手术需麻醉技术的广泛介入，各种麻醉方法、监测手段等在日间手术中发挥着必不可少的重要作用。日间手术要求麻醉医生从术前准备到术后离院恢复的全过程设计麻醉。患者术后恢复质量关系到是否能按期离院。因此，麻醉科医生应该从围术期的角度定位麻醉的选择和实施，包括患者的筛选、麻醉方法的调控、术后不良反应的预防和处置等。

其他领域，如提供门诊疼痛管理服务，无痛康复治疗，癌痛、慢性疼痛、临终关怀等疼痛管理。还可以积极通过医疗卫生服务联合体将疼痛管理向基层医疗卫生机构延伸，探索居家疼痛管理新模式。

## 三、舒适化医疗对麻醉学科发展提出新的目标与挑战

近年来，麻醉学科的发展进步有目共睹，达到了前所未有的高度。在舒适化医疗飞速发展的背景下，我国麻醉学科的建设面临的问题日益凸显。这些问题的存在，不仅制约着麻醉学科的发展，更是影响着舒适化医疗的普及推广，亟待各个层面携手努力去解决。

### （一）麻醉学科发展水平与舒适化医疗需求之间的矛盾亟待解决

麻醉学科发展困境中最突出的是人员短缺问题。虽然中国目前是麻醉医生数量最多的国家，但平均下来，每 10 万人中只有 6.7 位麻醉医生，在全球只是中等收入国家水平（6.89 位），比同样属于发展中国家的俄罗斯、巴西和南非都要低。不但数量不够，而且麻醉医生总体学历水平偏低，接受严格正规培训的麻醉医生较少。此外，麻醉质量体系不健全、流程管理混乱、麻醉医生技术能力不足等问题在部分医疗机构仍较为普遍。另外，我国麻醉学科的发展极不均衡，大型三甲医院或者教学医院的舒适化医疗高度发展和普及，然而部分不发达地区或欠发达地区的基本麻醉安全问题还远未解决。随着近年来临床医学整体迅速发展，外科推行日间手术、微创治疗，内科推行介入治疗，这些工作很多都需要麻醉医生实施舒适化医疗，这对麻醉科的人员配备、质量管理体系、医生的工作能力都提出了新的要求。

### （二）大众对舒适化医疗的需求和对麻醉学的理解认识之间存在严重偏差

大众对麻醉学的理解认识存在严重偏差，这严重制约了舒适化医疗的推广与施行。在美国、爱尔兰、挪威、冰岛，初次生育的孕妇使用无痛分娩的比例就超过50%，而在芬兰和比利时，这一比例更是超过80%。而在我国，“生孩子哪有不痛的?忍忍就过去了”的思想根深蒂固。根据2022年世界镇痛日调研报告，有36%的受访人员不了解或只是听说过无痛分娩。大众对无痛分娩的副作用有过度的担忧，21%认为无痛分娩会影响胎儿健康和成长发育，还有21%觉得无痛分娩可能给孕妇留下后遗症。而且，产妇家属对分娩镇痛的理解也有很大差距。今后应加大对产妇及其家属分娩镇痛和舒适生产的科普宣传力度，完善优生优育医疗服务管理新模式。

此外，全麻下儿童口腔治疗遇到了类似的发展困境。尽管大量研究已经证实，短暂接受全麻（<3 h）对于婴幼儿是安全的，然而几乎所有的患儿家属仍担心全麻乃至笑气吸入对患儿智力发育的影响。极少数非正规医疗机构严重麻醉不良事件的出现加上网络不良宣传，使得大众对舒适化口腔治疗仍旧抱有畏惧心理。儿童口腔舒适化诊疗仍需要麻醉科以及儿童口腔科医生加大科普力度。当然，儿童口腔舒适化诊疗大多在手术室外进行，其麻醉风险并不低于甚至可能高于手术室内麻醉，这就需要麻醉医生在术前评估、管理流程、应急预案等各个方面严格把关，确保麻醉医疗服务的质量和安全。

### （三）舒适化医疗的运行模式和配套机制尚需进一步优化

舒适化医疗的运行涉及麻醉科室和诊疗科室的相互合作，然而具体运行过程中的操作模式尚无统一标准。就舒适化口腔治疗而言，口腔亚专业分类复杂，开展舒适化治疗的服务科室分散，而且口腔医生门诊量大，患者要求高，并且涉及患者人群年龄跨度大。这都给麻醉科的人员管理、安全质量控制提出了很高的要求。全国几所大型口腔专科医院分别就舒适化口腔治疗模式进行了探索，出现了“协和模式”“军医大学模式”“重医模式”“华西模式”等。然而在具体实施过程中，尚无一种非常理想的运行模式，这也是制约目前口腔舒适化发展的最大障碍。此外，配套制度和机制的不完善也制约着麻醉科实施舒适化医疗，表现尤为显著的便是分娩镇痛。分娩镇痛医疗收费项目缺失影响了分娩镇痛在全国医疗机构的普及推广。尽管北京、上海、天津、重庆、湖北和江西等地设立了分娩镇痛医疗收费项目，将分娩镇痛纳入医保单独收费，但是大多数省份的分娩镇痛仍然属于自费项目，客观上限制了分娩镇痛的进一步普及，尤其是在基层医疗机构和经济欠发达地区。建议在全国范围将分娩镇痛纳入国家医保目录独立收费，让利于民，推进快乐分娩舒适医疗在基层医疗机构的常规开展，惠及基层百姓。

在国家现行政策的大力支持下，有麻醉学科自身发展的不竭动力，有医疗机构医疗安全和质量提升的基本要求，有人民群众对舒适化医疗的迫切需求，有经济快速发展的有力保障，麻醉学科主导的舒适化医疗的发展迎来了历史未有的难得机遇。同时，麻醉学科也面临着供需矛盾更加尖锐的挑战。麻醉学科要做到和其他学科的交叉、渗透、融合和撞击，将舒适化治疗的理念渗透所有医学学科；鼓励科技创新，利用麻醉学的技术和理念来辅助甚至主导治疗临床上一些常见且难治的疾病。舒适化医疗的核心理念是“以人为本，尊重生命”。而素有“生命的守护神”之称的麻醉医师更应该具备高尚的医学人文精神，成为全面发展的医学人才，始终把患者的利益放在第一位，真正做到除躯体之病痛、助健康之完美，为人民的健康竭尽全力，更好地服务于“健康中国”的发展战略。

# 参考文献


[1]张飞蛾 . 现代疼痛治疗与麻醉新进展 [M]. 开封：河南大学出版社，2021：11.

[2]黄宇光，邓小明 . 麻醉学进展 2020[M]. 北京：中华医学电子音像出版社，2021.

[3]宋际明 . 现代临床麻醉新进展 [M]. 南昌：江西科学技术出版社，2020.

[4]冯斌 . 麻醉学新进展 [M]. 天津：天津科学技术出版社，2020.

[5]张涛 . 当代麻醉学基础理论与临床进展 [M]. 北京：科学技术文献出版社，2020.

[6]罗兰 . 颅内动脉瘤血管内治疗的麻醉进展 [J]. 中文科技期刊数据库（全文版）医药卫生，2022（4）：163–165.

[7]戴乐杨，钱燕宁 . 运动神经元病相关手术麻醉进展 [J]. 国际麻醉学与复苏杂志，2022（2）：182–186.

[8]李秋平 . 高血压患者手术的临床麻醉进展 [J]. 药店周刊，2021（29）：152–153.

[9]徐萤 . 妇科腹腔镜手术的麻醉进展 [J]. 养生保健指南，2018（27）：46，48.

[10] 王西会，寇云峰 . 口腔局部麻醉进展分析 [J]. 家庭医药 . 就医选药，2018（9）：103.

[11] 毛亚运，邹小华，莫怀忠 . 机器学习在麻醉学科中的应用进展 [J]. 实用医院临床杂志，2021（4）：236–239.

[12] 曾昱莉，毕小唱，胡睿，等 . 不同药物在脑功能区手术术中唤醒的麻醉进展 [J]. 世界最新医学信息文摘（连续型电子期刊），2020（78）：80–81.

[13] 付莉娟，杨毅，黎娟娟 . 介入性肺脏病学技术的麻醉进展 [J]. 饮食保健，2020（15）：29–30.

[14] 何晓华 . 超声技术在小儿麻醉中的应用进展 [J]. 保健文汇，2020（12）：132–133.

[15] 刘晓 . 实用临床麻醉学新进展 [M]. 汕头：汕头大学出版社，2019.

[16] 郭凯 . 麻醉学理论基础与进展 [M]. 长春：吉林科学技术出版社，2019.

[17] 姜波 . 实用临床麻醉学进展 [M]. 长春：吉林科学技术出版社，2019.

[18] 吕霞霞 . 实用临床医学基础与进展 [M]. 长春：吉林科学技术出版社，2019.

[19] 赵雷 . 胸外科麻醉基础理论与应用进展 [M]. 北京：科学技术文献出版社，2019.

[20] 徐卉芳 . 临床麻醉技术与新进展 [M]. 北京：科学技术文献出版社，2018.

[21] 王文法，刘睿 . 心血管临床麻醉与新进展 [M]. 北京：科学技术文献出版社，2018.

[22] 刘茂东，高巨，袁莉 . 麻醉技术实践及研究进展 [M]. 上海：上海交通大学出版社，2018.

[23] 李文鹏，李恩有 . 术中神经电生理监测技术的应用及麻醉进展 [J]. 临床与病理杂志，2019（8）：1831–1835.

[24] 韦福洲 . 高血压患者手术的麻醉进展 [J]. 医学食疗与健康，2019（1）：236–237.

[25] 王国华 . 鼻内镜手术麻醉的研究进展 [J]. 中国医药指南，2019（1）：15–16.

[26] 唐若皓，彭先兰 . 有关剖宫手术麻醉新进展 [J]. 临床医药文献电子杂志，2018（81）：193，196.

[27] 杨天明，赵路远 . 超声引导下骶管麻醉的进展分析 [J]. 临床医药文献电子杂志，2018（36）：192–194.